U0093381

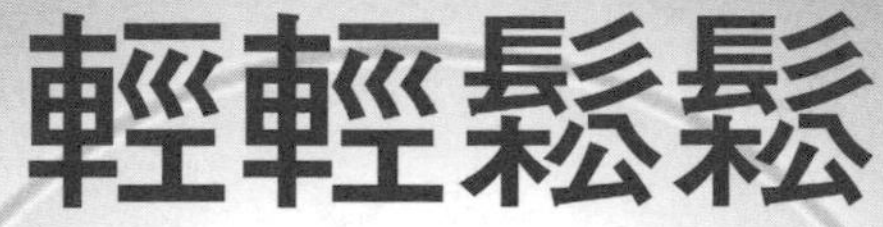

輕輕鬆鬆 吃出健康

——想怎麼吃就怎麼吃的食療養生智慧

劉景義 編著

『是藥三分毒』藥補不如食補

前言

「醫食同源」的說法來自於我國古代，當時人們就認識到許多食物可以藥用，而許多藥物又可以食用，食療這門學問的理論基礎就源於此。陰陽五行、藏象學說、整體觀念、辨症施治、藥物的四氣五味、升降浮沉都是中醫的基礎理論，同樣對食療有著重要的指導意義。

俗話說「藥補不如食補」，藥不能天天吃，但是食物卻是要天天吃的。而且「是藥三分毒」，服藥難免會對機體產生一些損傷。而且有些人還會對藥物產生依賴，搞得自身的抵抗力越來越弱，服藥量也越來越大，陷入一種惡性循環的怪圈。此時，若是採取合理科學的食療方法，就能起到防病、治病，強身健體的功效。不僅能夠吃出健康，還能吃出美麗，而且這也是食療的最終目的。

食療養生，實際上就是為各種病人設計的合理膳食，它的科學性在於對症選食。《黃帝內經．素問》早在兩千多年前就曾論述道：「大毒治病，十去其六；常毒治病，十去其七，小毒治病，十去其八；無毒治病，十去其九。穀物果菜，食養盡之，無使過之，傷其正也。」意思是指只要是藥都帶有一定的毒副作用，只有食療才是最健康的。由此可見，我們的祖先早就明白了食療養生的重要性。

當然，人生病後，還是應以藥物治療為主，同時加以食療，尤其是在病情有所好轉以後，應適時停藥而代之以飲食調養，這樣可以固本培元，消除病根，而且對身體無害。由於食療的處方大多性味平和，因此對患有各種慢性疾病、疑難病症患者極為有益，應當多服、常服。

本書是濃縮了幾千年來養生食療的精華，精選了千餘條偏方，同時又結合了現代的食療理論，完全可以稱得上是一部集養生、防病、治病於一體的百科全書。

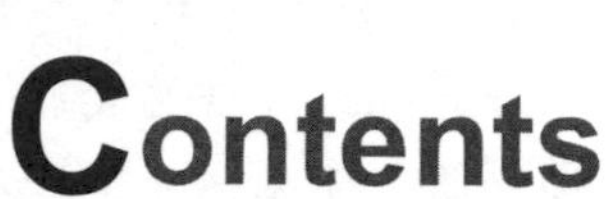

Contents 目錄

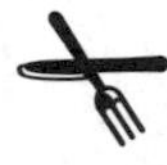

第一章 養生食療常識

食療又稱食治，即利用食物來影響機體各方面的功能，使其獲得健康或癒疾防病的一種方法。通常認為，食物是為人體提供生長發育和健康生存所需的各種營養素的可食性物質。也就是說，食物才是人體最主要的營養需求來源，也是養生的根本。

第二章 常見內科疾病養生食療方法

生病也許不可避免，但我們可以通過食療儘量減少或者避免疾病的發作。由於人體的不間斷工作，機體內部就會產生一些小毛病，需要借助一定的藥物治療。但是，若是採用合理的食療方法，不僅可以幫助患者早日擺脫疾病的困擾，還能固本培元，增加自身抵抗疾病的能力，免去吃藥、打針的痛苦。

第三章 常見外科疾病養生食療方法

你有沒有因骨折而痛苦不堪過？有沒有因為皮膚瘙癢而徹夜難眠過？有沒有因痔瘡而坐立不安過？這些外科疾病是不是曾經或者正在困擾著你？不要害怕，只要懂得食療之法，就能讓你不再受到這些病痛的折磨，快樂享受每一天。

第四章 五官科疾病養生食療方法

五官是一個人外在最直觀的表現，也是一個人接觸外在事物最直接的媒介。它們有時只是一些小毛病，沒必要去看醫生，但是對於自己的痛楚只能忍上一段時間。現在，只要你懂得了食療方法，就不必再去忍耐這些痛苦，而且還會讓它們遠離你，不再騷擾你的幸福生活。

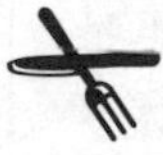

第五章 腫瘤疾病養生食療方法

對於腫瘤疾病患者而言，最難受的就是一遍又一遍的化療，讓人痛不欲生。而據中醫理論的研究表明，通過食療的方法，也可以有效的治療和預防一些腫瘤疾病的發作。而且，對於一些術後腫瘤患者也有極大的幫助，還能夠免除他們術後的一些藥理性治療。

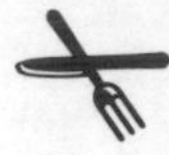

第六章　男科疾病養生食療方法

在外作為一個頂天立地的男人，而在內，卻要為自身的男性疾病而苦惱，這是現在很多男人們急需解決的問題。其實，許多男性疾病是可以通過食療方法進行治療和預防的。通過這些方法，不僅可以達到治療疾病的目的，而且還能提高生活的品質，讓你的生活充滿情趣。

第七章　婦科疾病養生食療方法

婦科疾病是女性的常見病、多發病，由於許多人對婦科疾病缺乏應有的認識，缺乏對身體的保健，加之各種不良生活習慣等，使生理健康每況愈下。甚至還導致一些女性疾病纏身，且久治不癒，給正常的生活、工作帶來極大的不便。而食療方法就是通過日常的飲食，幫助女性朋友們改善自身的身體條件，抵禦疾病的入侵。

養生食療常識

食療又稱食治，即利用食物來影響機體各方面的功能，使其獲得健康或癒疾防病的一種方法。通常認為，食物是為人體提供生長發育和健康生存所需的各種營養素的可食性物質。也就是說，食物才是人體最主要的營養需求來源，也是養生的根本。

藥補不如食補

藥補與食補同屬中醫進補範疇，但是二者又有所不同。藥補是中醫治療虛症的方法之一，主要運用補益藥物來調養機體，扶助正氣，增強機體的抗病能力，保持機體的陰陽平衡，保證其發揮正常功能，扶正祛邪，促使身體的康復。而食補也稱食養，指應用食物的營養來預防疾病、推遲衰老，起到延年益壽的效用。

藥補是運用補益的中藥來治療人體的虛弱不足。虛症，歸納起來主要有氣虛、血虛、陰虛、陽虛四大類。因此，運用補養藥物也可相應地分為補氣，如人參；補血，如當歸；補陰，如枸杞子；補陽，如鹿茸等。但藥補要掌握好分寸，適可而止，並根據病情的不同相應進補，切忌補之過偏，不僅對身體無益，反而還會有害。

食補既方便又實惠，而且容易被人們接受，一般情況下也沒有副作用，有時也能起到藥物起不到的作用。但是，應當根據體質的情況適當進補，如防止神經衰弱，推遲大腦老化，可多吃些補腦利眠之食品，如豬腦、百合、大棗等；防止視力退化應多吃蔬菜、胡蘿蔔、豬肝、甜瓜等；老人腎虛可多吃些補腎抗衰老的食品，如胡桃肉、栗子、豬腎、甲魚、狗肉等；高血壓、冠心病應多吃些芹菜、菠菜、黑木耳、山楂、海帶等。通過食補不但能使臟腑功能旺盛，氣血充實，還能使機體適應自然界的應變能力得到增強，抵禦和防止病邪的侵襲，也就是中醫所說的「正氣存內，邪不可干」。

總的來說，食補與藥補還是各有千秋的，有病預防在先，總比病來了再去醫治要好得多。而且每一種食物都可以作為一種藥物，我們的祖先也給我們留下了許多最珍貴的食補秘方，即使生了病，通過其中包含調養的食補秘方，同樣可以令身體變得健康起來。只要學會這些簡單的食補方法，就不用再去找醫生開藥方了。

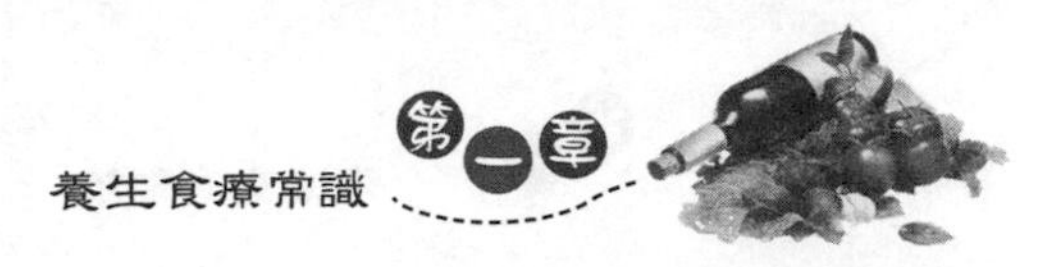

古代食療養生的理論

根據我國現存最早的醫書《黃帝內經》記載，我國古代的養生食療理論早就已經非常豐富了，而且也達到了較高的科學水準。具體可從其中的「五穀」、「五色」、「五味」、「五宜」、「五走」、「五養」，以及一些有關食養的基本原則中看出。

五穀大多認為是粳米、小豆、大豆、麥和黃黍等五種。

五色和五味是古人從五行學說出發，將食物的顏色、味道與臟腑、經脈相結合而產生的理論。即色赤、味苦，屬火，入心經、小腸經；色白、味辛，屬金，入肺經、大腸經；色青、味酸，屬木，入肝經、膽經；色黃、味甘，屬土，入脾經、胃經；色黑、味鹹，屬水，入腎經、膀胱經。

五宜指五穀、肉、果、菜適合於不同的五臟。如心病宜食麥、羊肉、杏、薤頭；肝病宜食芝麻、李、韭菜；脾病宜食秫米（即高粱）、牛肉、棗、葵；腎病宜食豆芽、豬肉、栗、藿；肺病宜食黃小米、雞肉、桃、蔥。

五走是從氣、血、骨、肉上區分的，即酸走筋，辛走氣，苦走血，鹹走骨，甘走肉。

五養，即酸生肝，苦生心，甘生脾，辛生肺，鹹生腎。與「五養」相對的，同時又有「五傷」和「五救」，即「酸傷筋，辛勝酸，苦傷氣，鹹勝苦，甘傷肉，酸勝甘，辛傷皮毛，苦勝辛，鹹傷骨，甘勝鹹。」其中，在《內經・素問・生氣通天論》中說得更明白：「味過於酸，肝氣以津，脾氣乃絕；味過於鹹，心氣抑；味過於甘，腎氣不衡；味過於苦，脾氣不濡，胃氣乃厚；味過於辛，筋脈沮弛，精神乃央。」

以上說法不一定全部合理，但早已形成系統，而且較為完善。根據這些理論，古人還提出了幾個養生食療的原則：1.按季換口味。春季宜減酸增甘，夏季宜減苦增辛，秋季宜減辛增酸，冬季宜減鹹增苦。2.夏養陽、秋冬養陰。3.應選擇食物。以蔬菜為例，一般講究春宜食花、夏宜食葉、秋宜食果、冬宜食根等。

3 古代食療養生的地位和影響

我國的食療歷史悠久，在古代也一直處於很高的地位。根據《周禮・天官》記載，我國周代就開始把醫學分為四科，即「食醫」、「疾醫」、「瘍醫」和「獸醫」。其中的「疾醫」相當於今天的內科醫生；而「食醫」則是專門管理飲食衛生的醫生，相當於今天的營養科醫生。

我國也是世界上研究飲食科學最早的國家，並且已經形成了相當豐厚深廣的專門文化。從理論上說，我國古代醫籍中的四大經典著作《黃帝內經》、《金匱要略》、《傷寒雜病論》和《神農本草經》，都非常注意飲食對健康和疾病的相關作用。唐朝以後，更是不斷地湧現出以飲食保健為課題的許多專門著作。其中，影響較大的有：孫思邈《備急千金要方》中的「食治篇」、孟詵的《補養方》、張鼎的《食療本草》以及陳士良的《食性本草》等。

從普及面上看，我國最早的詩歌總集《詩經》中，就已經記載了相當豐富的飲食知識。例如，其中的民歌《衛風・氓》中就寫有「于嗟鳩兮，無食桑葚」，意思就是叫斑鳩鳥不要去吃桑葚。這足以證明當時的食療知識，已經普及到民間去了。

現代養生理論

對於現代人來說，每個人都非常地重視自身的身體健康，而這首先就要從養生開始。我國早在春秋戰國時期，就已經有確切的文字記載了養生保健的有關內容。而且我國最早的飲食文化、中醫藥事業的啟蒙和發展，都包含了養生保健的內容。

我國現代養生理論主要有三個原則：

(1) 辨症施膳

辨症施治是中醫治療疾病的指導原則，即在臨床治療時要根據病情的寒熱虛實，結合病人的體質以相應的治療。只有在正確辨症的基礎上進行選食配膳，才能達到預期的效果。否則，不僅於病無益，反而會加重病情。

根據中醫「虛者補之」、「實者瀉之」、「熱者寒之」、「寒者熱之」的治療原則，虛症患者以其陰陽氣血不同之虛，分別給予滋陰、補陽、益氣、補血的食療食品治療；實症患者應根據不同實症的症候，給予各種不同的祛除實邪的食療食品，如清熱化痰、活血化瘀、攻逐水邪等；寒性病症，給予溫熱性質的食療食品治之；熱性病症，給予寒涼性質的食療食品治之。同時，還必須考慮個人的體質和季節等特點。例如形體肥胖之人多痰濕，宜多吃清淡化痰的食品；形體消瘦之人多陰虛血虧津少，宜多吃滋陰生津的食品等。春季萬物始動、陽氣發越，此時要少吃肥膩、辛辣之物，以免助陽外泄，應多食清淡之菜蔬、豆類及豆製品；冬季天寒地凍、萬物伏藏，此時最宜吃些溫熱禦寒之品，如羊肉、乾薑等。

(2) 全面膳食

全面膳食，就是要求在飲食內容上盡可能做到多樣化，講究葷素食、主副食、正餐和零食等之間的合理搭配。現代營養學認為人體所需要的各種營養素主要包括蛋白質、脂肪、糖類、維生素、礦物質、水和纖維素七大類物質。這幾大類營養素分別存在於不同種類的食物中，如糧食類食物主要含有豐富的糖類，蔬菜、水果中含有大量的維生素、礦物質和纖維素，魚、肉、奶、蛋類則是蛋白質的良好來源。因此，為了保持身體健康，必須採用平衡膳食，全面膳食。

(3) 飲食有節

飲食有節是指每天進食宜定時，定量，不偏食，不挑食。主要有兩層含義，一是指進食的量，一是指進食的時間。

飲食定量，主要強調飲食要有限度，保持不飽不饑，尤其是不暴飲暴食。否則會使腸胃功能紊亂，導致疾病的產生。相反，進食過少，則脾胃氣血化生乏源，人體生命活動缺乏物質基礎，日久會導致營養不良以及相應病變的發生。因此，飲食有節，食量有度是保證身體健康的重要條件。

飲食定時，據研究證明，早、中、晚這三個時間內，人體的消化功能特別活躍。按照相對固定的時間，有規律地進食，可以保證消化、吸收功能有節奏地進行活動，脾胃協調配合，腸胃虛實交替，有張有弛，食物則可有條不紊地被消化、吸收和利用。

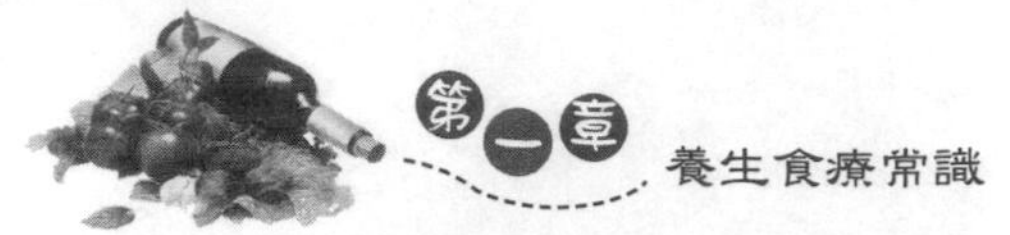

四季食療養生理論

按照中醫「藥食同源」的思想，許多食物本身就可作為藥物，如棗和浮小麥。同理，許多藥物也可以是食物，如茯苓、首烏和黃精等。所以在日常生活中，只要針對自己的身體狀況制定相應的食譜，就會在不知不覺中糾治或預防某些疾病。這就是中醫常說的「藥補不如食補」。

談到食補，首先要瞭解中藥的四氣與飲食的五味。四氣又叫四性，就是寒、熱、溫、涼四種藥性。其實「寒」與「涼」、「溫」與「熱」只是程度上的區別，所以四氣實際只有寒、熱兩大類。凡能治熱性病症（即今之火症、炎症）的食物，就屬於寒性或涼性。例如，蕎麥是涼性，能潤腸通便；西瓜是寒性，能解暑清熱。凡能治寒性病症（即虛症、寒症）的食物，就屬於溫性或熱性。例如，龍眼是溫性，能溫中補虛；胡椒是熱性，能助陽去寒。另有一種平性食物，實際也有偏寒偏熱的區別，例如，蘿蔔甘平偏溫、蘋果甘平偏涼，所以習慣上仍稱四氣而不稱五氣。

食物則分辛、甘、酸、苦、鹹五種味感。另有一種淡味，因為不顯著，習慣上不予考慮。應該說，最初的五味，絕對是就食物的口感而言，後來慢慢就有了擴展。例如，雞肉，藥典稱「味甘」，事實上並無甜味。味道不同，藥理作用相應也就不同。一般認為，辛味（辣）能散能行，如蔥白發汗助陽；甘味（甜）能補能緩，如紅棗補血緩中；酸味（澀）能收能斂，如金櫻子止遺精；苦味能瀉能燥，如苦瓜瀉火；鹹味能軟堅潤下，如海帶通便等；淡味則滲濕利小便，如通草和茯苓等。現代醫學已經分析出藥味不同，所含的化學成分也確實有別：味辛的多含揮發油，味酸的多含有機酸，味甘的含糖類，味苦的則含生物鹼、苷類或苦味質，味鹹的多含鈉鹽類等。兩種以上的藥物或食物相搭配，所產生的綜合化合作用又不同。中醫處方講究君臣佐使，原因正在這裏，其妙處也正在這裏。

《黃帝內經》中所標示的食療原則主要是：

(1) 春養脾、食涼、多甘少酸。春天氣候潮濕，要注意保養脾臟；飲食不宜太燙，避免汗多傷陽氣；多吃些補中的飲食，少吃些固表的東西，以防阻遏身中生發之氣。這裏的「甘」和「酸」只能從廣義去理解，千萬不能機械地局限於甘、酸性味的飲食或藥物。

(2) 夏養肺、食寒、多辛少苦。夏天氣溫高，呼吸急促，要注意保養肺臟；飲食宜微溫不燙，避免助汗傷陽氣；多吃散風解表物，保持毛孔通暢，少食燥性物品，防止傷津，更畏暑熱。

(3) 秋養肝、食溫、多酸少辛。秋天氣候乾燥，血液濃度大，要保養肝臟；飲食要熱一點，避免折損胃氣；多吃補中固表的食物，增加禦寒能力，少吃辛辣發汗的食物，防止傷津助燥上火。

(4) 冬養心、食熱，多苦少鹹。冬天氣候寒冷，萬物閉藏，人久居室內，精神容易鬱悶，所以要保養心臟；飲食不宜冷，一冷更增寒意且傷胃氣；多吃溫補清火的食物，別貪食熏醃臘品。

「四季多鹹、少甜養腎」：除了以上個別的針對性飲食原則之外，還有條總的原則，就是要注意培補腎氣、養護脾胃。

6 常見食療養生的方法

日常生活中常見的食療方法主要有七種。

(1) 藥粥療法。就是用米和藥物同煮成粥食用，如八寶粥等。簡單方便，應用廣泛。

(2) 藥飯療法。就是將某些藥物加入米中煮成飯食用，如蘿蔔飯等。簡單方便，應用廣泛。

(3) 藥菜療法。就是直接將某些藥物炒成菜食用，如炒牛蒡根等。比較適用於肥胖症和心腦血管疾病等。

(4) 藥糕療法。就是將某些藥物研成細末後，和麵粉或米粉做成糕點食用，如綠豆糕等。最適用於治療小兒消化性疾病。

(5) 藥茶療法。就是將藥物用開水沖泡或煎煮，當茶飲，如民間常喝的菊花茶等。適用於慢性調理和咽喉類疾病。簡單方便，應用廣泛。

(6) 藥酒療法。就是將藥物浸在酒中飲服以防治疾病，如十全大補酒等。

(7) 臟器療法。就是直接食用相關的動物內臟。例如，平時很多人用鹿鞭、牛鞭或狗鞭來壯陽，用豬肝或羊肝來治夜盲症等。這些都是根據中醫「同類相求」、「以形補形」的理論，對急慢性疾病比較適宜。但原料一定要新鮮，使用時注意避開禁忌。

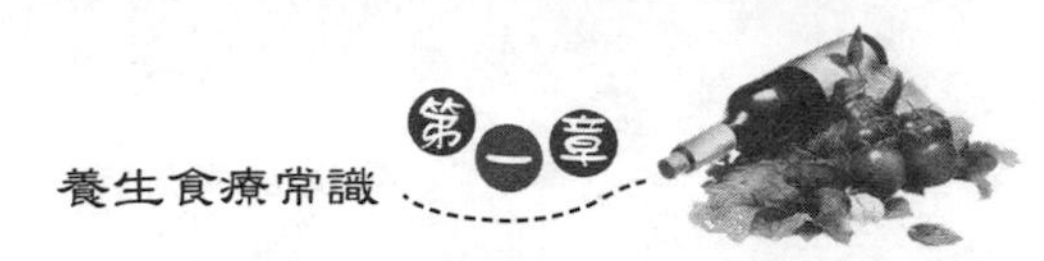

7 食療養生的反與忌

我國民間一直流傳著食物間的相反與相忌。「反」是絕對不能同時用的，否則可能致命；「忌」就是原則上不應同時用，否則可相互減低或抵消其性能。主要列舉如下，以供參考。

(1) 相反的食物

下面這些是各地已經基本形成統一認識的相反與相忌的食物，包括：

甲魚反莧菜；羊肉反半夏、菖蒲；

蔥反蜂蜜；鯽魚反厚樸；

豬肉反烏梅、桔梗、黃連、胡黃連、百合、蒼術；

(2) 相忌的食物

醋忌茯苓；鱔魚忌狗血；

鯉魚忌甘草；鯽魚忌麥冬、芥菜、豬肝；

白果忌鰻魚；牛肉忌栗子；

羊肉忌朱砂、銅、醋；花生忌黃瓜；

豬血忌地黃、何首烏、蜂蜜、黃豆、菱角；

豬肉忌蕎麥、鴿肉、鯽魚、黃豆；

豬肝忌蕎麥、豆醬、鯉魚腸子、魚肉；

鴨蛋忌李子、桑葚子；

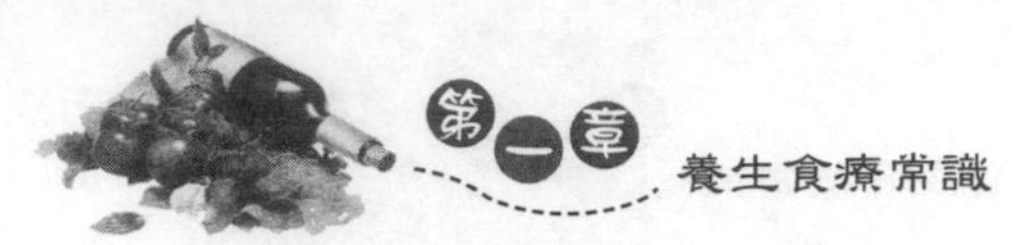

雞肉忌芥末、李子、糯米、芹菜；

鱉肉忌豬肉、兔肉、鴨肉、雞蛋；

螃蟹忌梨、香瓜、花生仁、泥鰍、冷飲。

紅糖忌皮蛋；蒜忌地黃、何首烏；

蘿蔔忌地黃、何首烏、橘子、梨、蘋果、葡萄；

山藥忌麵食；蜂蜜忌洋蔥、豆腐；

蘿蔔忌木耳；柿子忌螃蟹、白酒、紅薯；

馬鈴薯忌香蕉；香蕉忌芋頭；

(3) 需慎吃的食物

味精不能多吃（每天最多1～2克），多用會使血壓升高；

貪吃白糖易傷腦；

結核病、胃病、糖尿病、神經衰弱與疼痛、皮膚病、近視眼、急性傳染病者，不宜多吃糖；

過量飲酒可致骨質疏鬆、偏癱；

腰果不能多食，可致過敏；

老人不宜多吃葵花子及堅果，因葵花子和堅果含油脂過多；

老人不宜吃無鱗魚，因為膽固醇高；

關節炎及肌肉疼痛者別吃香蕉，會使疼痛加重；

尿毒症患者不宜吃豆製品，會加重腎臟負擔；

血小板減少者忌吃魚，加重毛細血管滲血；

服藥期間別吃葡萄柚、柚子；體弱者不宜喝綠豆湯；

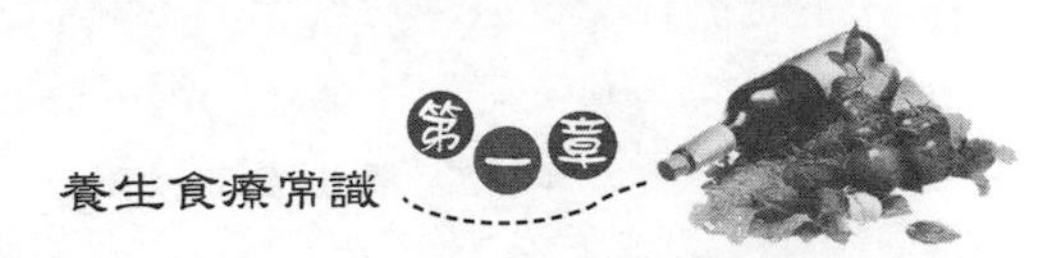

胃酸多、牙病患者、病後體虛者、低血脂和低血壓者別吃山楂；

脾虛、胃口不好、瀉痢、肝硬化者別吃甲魚，甲魚可能誘發肝昏迷；

別吃半熟的雞蛋，易發生中毒；節食可能影響智商；

別用胡蘿蔔下酒，傷肝；春不食肝；

腹瀉時少吃蔬菜，粗纖維會加重腹瀉；

(4) 可以適當多吃的食物

胡蘿蔔治痰熱咳嗽；吃蔥可防癌；

空心菜有益於改善痔瘡；紅薯有益於改善便秘；

泡菜有益於改善高血壓和心臟病等現代病；

松子能防老；柑橘越甜越抗癌；

蘋果可防動脈硬化；桂皮有益於糖尿病患者；

高血壓患者及酒後宜多喝蜂蜜；

維生素E可防前列腺癌且助戒煙；

雞湯防感冒；老人宜多吃豬蹄，可延緩衰老；

男宜喝牛奶、女宜多飲豆漿。

 8 人體主要所需的營養

醫學上一般把人體所需的營養物質分為六大類，即蛋白質、糖類、脂類、維生素、礦物質和水。

(1) 蛋白質

蛋白質是生命的物質基礎，是構成肌體細胞及各種組織的最重要組成成分。目前已知人體蛋白質由二十多種氨基酸組成。有些氨基酸能在體內合成，稱為「非必需氨基酸」；有些則無法在體內合成，必須依賴食物蛋白質來供應，稱為「必需氨基酸」。已知的必需氨基酸有八種，即亮氨酸、異亮氨酸、賴氨酸、甲硫氨酸、苯丙氨酸、蘇氨酸、色氨酸和纈氨酸等。

一般認為每人每天每千克體重供給一克蛋白質就基本滿足了。魚、肉、禽、蛋、奶等都是優質蛋白的來源。幾種食物混合後，蛋白質的互補作用和吸收效率會更高。

而判斷食物營養價值的高低，主要依據的就是其所含必需氨基酸的數量及其可消化吸收的比率。在這方面，動物性蛋白的品質相對更優越一些。當蛋白質供應不足時，人體會出現生長緩慢、體重減輕、容易疲勞、對疾病的抵抗力下降及損傷後修復遲緩等症狀。

(2) 糖類

糖類分為單糖（果糖、葡萄糖等）、雙糖（蔗糖、麥芽糖等）

及多糖（澱粉、纖維素和糖原等）三種。其主要作用是供給能量、保護蛋白質、護肝、解毒和健腦等。糖類攝入過多，人會發胖，增加胰腺與腎臟的負擔；不足則會消瘦，引發酮血症即酸中毒等。

(3) 脂類

脂類包括脂肪和類脂兩大種。脂肪就是我們日常所食用的油脂；類脂則包括磷脂和固醇兩大類。脂肪主要由脂肪酸構成。其中有一部分是不飽和脂肪酸，如亞麻油酸、亞麻油烯酸和花生四烯酸等，人體不能自己合成，需依賴於食物供應，我們稱為「必需脂肪酸」。

脂肪的主要作用，是參與人體的重要組成、儲存能量和供給能量、促進脂溶性維生素的吸收和利用等。長期缺乏必需脂肪酸，會影響生長發育、影響皮膚彈性、影響維生素的吸收，引起膽固醇升高和血黏度增加等。

(4) 礦物質

礦物質也叫無機鹽，一般以元素狀態存在，是維持人體正常生理機能不可缺少的物質。目前認為這類物質約有三十種。其中，氫、氧、氮、硫、碳、磷、鈣、鉀、鎂，這九種是大量元素；其餘的銅、錳、鎳、鈷、鉬、鎘、錫、鋁、釩、硒、碘、矽、砷、硼、氟、溴等則稱為微量元素（也有把鐵、鋅、鈣都算微量元素的）。

相對而言，這些微量元素中，鐵、碘和鋅又顯得更為重要些。因為鐵是造血的重要原料；碘是甲狀腺的重要組成部分，可維持人體正常的新陳代謝；鋅則促進發育且增進智力。近年的研究已經發現，人體缺鈣，除了患軟骨病外，還會引起高血壓；缺銅和錳則早生白髮；缺銅還會引起失眠等症。

成人每天約需鈣六百毫克（兒童和婦女約需要一千毫克，孕婦則需二千毫克左右）；成人每天約需鐵十二毫克（兒童和婦女約需十五毫克，孕婦則需二十毫克左右）；成人每天需鋅十至十五毫克（孕婦則需二十毫克左右）；成人每天需碘一百至一四〇微克（孕婦則需一六〇微克左右）。多數專家認為，只要飲食搭配合理，礦物質一般都能從飲水和飯食中得到基本滿足。

(5) 維生素

維生素主要是維持生長發育、調節生理功能、防癌和抗衰老等。

(6) 水

水是人體內必需的物質，主要參與各種新陳代謝反應；當作溶劑，溶解各種物質與廢物；維持體液平衡，保證細胞滲透壓穩定；作為汗液，蒸發時吸熱，維持體溫平衡等。

9 維生素的種類

從1912年英國科學家霍普金斯第一次提出「維他命」（後改稱維生素）這個名詞以來，到1960年，科學家們已基本弄清了維生素對人體複雜功能的重要作用。

V是維生素家族的代號。其實，維生素是一類低分子的有機化合物。但維生素家族的大多數成員不能從體內合成，必須靠食物供給。稍不注意，維持不了維生素家族的完整，也就發揮不了維生素的作用。

(1) 維生素的分類

維生素共有十三種，兩大類。一類為脂溶性維生素，能溶解在脂肪中，包括維生素A、維生素D、維生素E和維生素K。另一類為水溶性維生素，能溶解在水中，包括B族維生素和維生素C。

脂溶性維生素中，維生素A能促進生長發育，維持皮膚最表層的正常構造及視力的正常功能。缺少維生素A，會引起乾眼病、夜盲等，嚴重的導致失明。維生素A只存在於動物性食物中，動物的肝和腎含量最多；乳類、蛋黃、一些黃、橙色水果及蔬菜中也有，但需同時攝入脂肪，以利於吸收。

維生素D又名鈣化醇，維生素D和骨頭的生長關係密切。兒童缺維生素D，會生軟骨病（佝僂症）。早期症狀是多汗、睡不安、胃腸功能紊亂、腦後環形脫髮；後期則骨骼變形，尤其是頭骨變形，肋骨膨起如念珠狀，羅圈腿呈「O」形或「X」形。成人若缺維生素

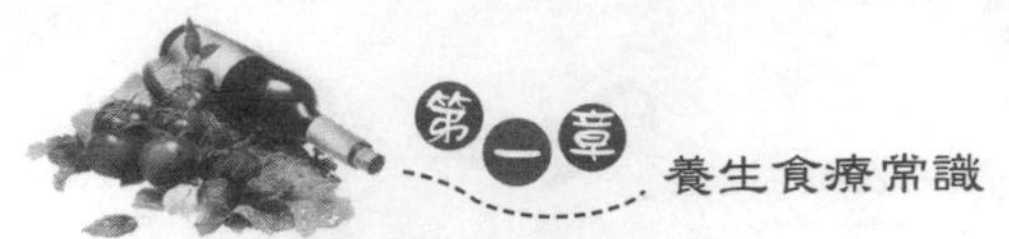

D，骨骼就會軟化，症類兒童，骨質疏鬆易折，時有疼痛，也易變形。婦女患者孕期腿肚子常抽筋，幾乎不能正常分娩。攝取維生素D可通過多曬太陽，紫外線通過皮膚能合成維生素D；奶油與蛋黃中也含有維生素D。不過維生素D攝入過多可導致肺、腎等軟組織鈣性硬化，尤其是兒童更應注意。

維生素E又稱生育酚，可健身防老及延年益壽，孕婦及中老年尤須多攝取。功能主要如下：

①**延緩衰老**。可以起到延長細胞壽命，增強細胞吞噬功能和肺組織的殺菌能力而強化免疫力以及減少老年斑等作用。據有關臨床報導，維生素E供應充足者不但可減少老年斑的形成，而且可使原有的老年斑顏色變淡。

②**延長細胞壽命**。由於維生素E的抗氧化作用，能保護、保持細胞膜的完整性和穩定性，從而保護細胞內質，減緩整個細胞的衰老過程，延長其壽命。

③**防治貧血和溶血**。現已查明，維生素E缺乏者可因血紅素合成障礙而導致貧血。維生素E缺乏又是新生兒溶血性貧血的一個重要原因。黃起民先生使用維生素E為陣發性睡眠性血紅蛋白尿患者治療，收到了一定效果，就是證明。

④**促進肝細胞解毒功能**。動物實驗證明，當維生素E和維生素C合用時，能大大激發肝細胞微粒體羥化酶的活性，使之提高七倍。這對於經常接觸工業毒物的人們，極有保健意義。

⑤**調控膽固醇代謝**。人體內的高密度脂蛋白，能減少或預防動脈粥樣硬化。但現在臨床上應用的很多抗膽固醇藥物卻使這種高密度脂蛋白下降。如果加用維生素E，則不含有此弊端。另外，汽車排

出的廢氣可引起細胞的突變或肺組織的過早老化而致癌，但維生素E和維生素C卻能使之減輕。

⑥**保護神經系統**。就目前所知，對患有肝膽疾病的嬰兒，維生素E可保護其神經免受損傷；對蛛網膜下腔出血者，維生素E能抑制腦血管痙攣；維生素E還能降低脊髓灰質炎病毒的誘發活性，治療間歇性跛行，預防早產兒眼睛損傷及失明等。

⑦**具抗突變和誘變作用**。維生素E的抗氧化作用可防突變；維生素E又能使輻射誘變率降低50%以上，是良好的輻射預防誘變劑；維生素E還可防化學誘變，降低重鉻酸鉀、四氯化碳及氟化鈉等的誘變活性。當維生素E與維生素C、維生素A合用時，可大大降低射線、氟、碘的致死作用。

⑧**美容養顏**。某些內分泌障礙或慢性消耗性疾病患者，可由維生素E缺乏而造成維生素A吸收不良，導致毛囊角化，形成灰黑或黃褐斑。補充足量的維生素E，並維持較長時期，或與鋅劑合用則可有效地防治這種色素沉著性皮膚病。經常注意補充足量維生素E的人，皮膚會細嫩瑩潔，皺紋也不易形成。

目前，人類維生素E缺乏病還未見報導。不過，在脂肪吸收不足的成人和兒童中，還是找到了一些維生素E缺乏的徵象，如腹瀉和胰臟纖維化病等。此外，肌酐尿、蠟樣色素沉著和異常紅細胞溶血作用也時有發生。每人每日應該從飲食中獲得3～15毫克的維生素E（嬰兒日需要量為5～10毫克），孕婦更應加倍。另外，當食物中含有大量的不飽和脂肪酸時，維生素E的需要量也應適當增加。

若是維生素K欠缺，就會得一些出血性疾病。豬肝及菠菜中含維生素K較多，可以多食。

水溶性維生素中，維生素C別名抗壞血酸，如果缺乏，易患壞血病而貧血。典型表現為皮膚、骨膜下和關節腔出血。有時也會伴牙齦出血、血尿、便血及鼻血等。綠葉蔬菜中都含有大量的維生素C，但易被熱破壞，烹調時宜掛糊狀且勿久煮。

(2) B族維生素

B族維生素共八種：

維生素B_1又名硫胺素。維生素B_1參與糖代謝，對食欲和生長發育有直接作用。欠缺的典型表現是患腳氣病，故又稱抗腳氣維生素。粗糧、果皮、種子胚芽及酵母中含量最豐富。慣食精糧細麵者多不足。

維生素B_2也叫核黃素。維生素B_2不足時的表現有：口角由濕白而變爛，張口易出血；唇色較紅，易裂縫出血；舌光潔、鮮紅、有裂紋，如地圖一樣；眼感灼熱，流淚怕光，角膜混濁甚至潰瘍；鼻唇間、兩眉間、耳朵周圍常有皮脂溢出，女性陰部或陰唇也常發生皮膚炎等。並造成生長發育遲緩，傷口癒合減慢。豬、牛肝中含維生素B_2最多，乾酵母內富含維生素B_2。

維生素B_3即煙酸，也叫抗癩皮病維生素。維生素B_3缺少時會得癩皮病，也叫糙皮病，特點是腹瀉、皮膚炎和癡呆。腹瀉伴舌炎、口腔炎、食欲不振；皮膚炎僅局限在身體裸露或外傷部分，對稱分佈；癡呆輕者僅疲倦、憂傷、沮喪、記憶力不好，重則精神紊亂甚至發瘋。煙酸以肉類及全麥麵粉中含量較豐富，但常難以吸收，用鹼處理後效果較好。

維生素B_5也叫泛酸。維生素B_5缺乏則頭痛、疲勞、運動失調、

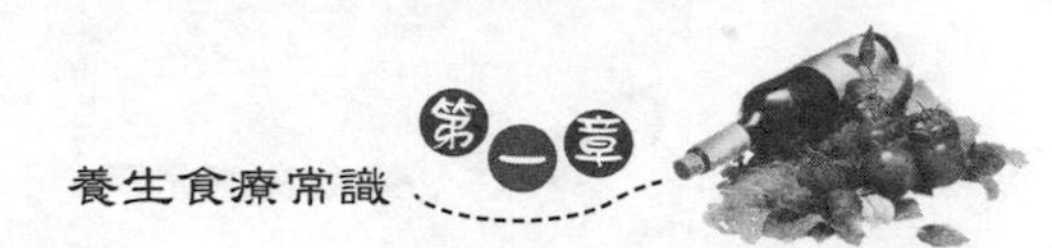

感覺異常、肌肉痙攣、消化功能紊亂，還可對心臟與內分泌產生影響，部分人有腳灼熱感。酵母與動物肝臟是維生素B_5的主要來源。

維生素B_6即吡哆醇，也叫抗皮膚炎維生素。維生素B_6缺乏的主要表現是低色素性貧血，也可在眼、鼻子、嘴的周圍皮脂溢出；兒童還可能出現驚厥。胡蘿蔔和全麥麵粉中含維生素B_6較多。

維生素B_7則稱生物素，近年頗受重視。維生素B_7缺少可表現現中度皮膚炎、胃口不好、嘔吐、肌肉疼痛和疲倦、貧血。雞肉、雞蛋、肝腎和酵母中含維生素B_7較多。

維生素B_9即葉酸。葉酸不足的典型反應是巨紅細胞性貧血，還可引起智力退化症精神病。葉酸廣泛地存在於所有的綠色蔬菜中，動物肝腎中也豐富。

維生素B_{12}（鈷胺素）缺乏可致阿狄森氏貧血，智力減退、神經受損等重症。牛的肝、腎、心中含維生素B_{12}較多。

以上各類維生素，在醫院都有片劑或針劑供應，嚴重缺乏者可去醫院請醫師指導選用。如果從預防角度出發，則多吃一些多種維生素片、複合維生素B片及乾酵母片等即可。當然，更為重要的管道，還是從飲食中獲得。

10 基因改造食品

生物基因工程的興起和發展，是二十世紀生命科學領域中的最重大事件。從二十世紀80年代開始，基因改造技術逐漸擴展到農業和醫藥等領域，並先後取得了重大突破。隨後，基因改造等高科技食品的開發、研究成倍增長。

但是，在面對這些全新的基因改造食品，我們該如何對待呢？專家認為，對待基因改造食品，首先應考慮安全問題，其次才是營養問題。

同時，還要提醒大家注意，近年各種保健品在市場上氾濫，其中有不少正是打著「基因」的招牌來魚目混珠。商家推銷這些保健品時主要有四種手段。

(1) 廣告狂轟濫炸。電視、報紙和雜誌無孔不入，「老要補鈣、少要補腦、男要補腎、女要補血、胖要減肥、瘦要補虛」等鋪天蓋地。

(2) 用料稀釋古方。炒來炒去，最終還是炒《黃帝內經》和《金匱要略》幾本經典中醫書中的傳統處方，完全是炒作概念、加水改名、換湯不換藥或舊瓶裝新酒。

(3) 直接與醫、藥結合。其主要手段：進藥店高價拋賣，重金回扣請醫師開處方。

(4) 虛高暴利。據業內知情人士透露，這類保健品最一般的利潤也都在200％以上。

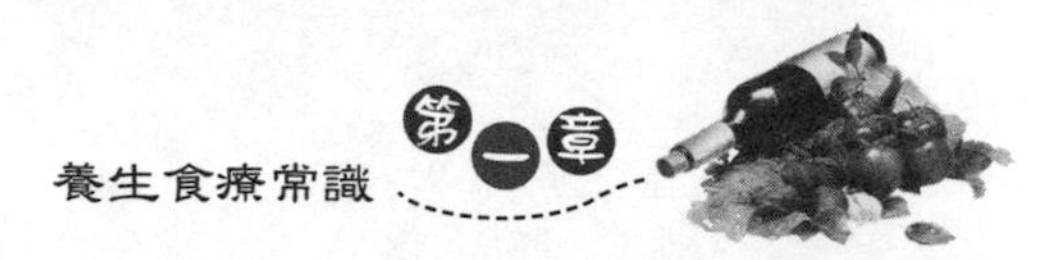

「病從口入」，這個「入」，自然包括日常的飲食。當然不能說所有的保健品都存在問題，只想提醒大家在購買時更科學一點。

此外，將食品用輻射的方法進行徹底消毒處理，是現代發達國家的一種新做法。這種食品就稱為輻照食品，食用更加衛生放心。目前，已批准生產穀物、豆類糧食製品、家畜家禽肉、鮮果蔬菜、調味料、熟肉製品和海產品等幾大類的輻照食品。

不過，大家對於這種高科技的基因改造食品，畢竟還是知之甚少，而且方法也不是很純熟，還是小心謹慎一點的好。

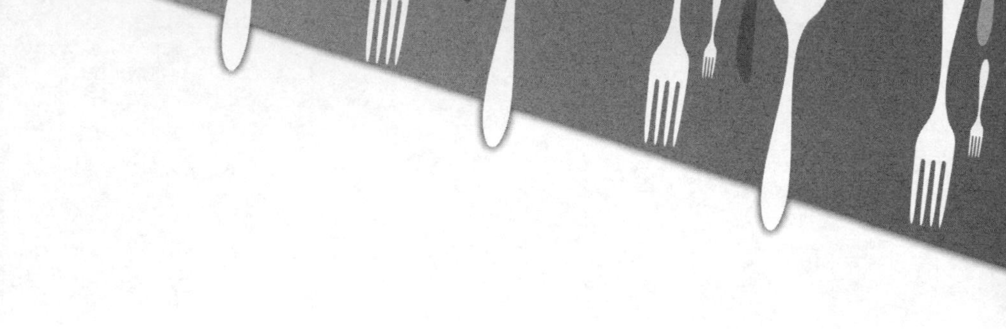

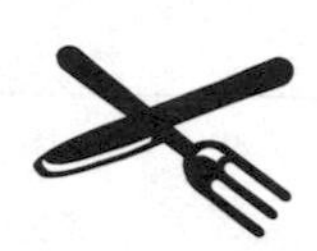

第二章 常見內科疾病養生食療方法

生病也許不可避免，但我們可以通過食療儘量減少或者避免疾病的發作。由於人體的不間斷工作，機體內部就會產生一些小毛病，需要借助一定的藥物治療。但是，若是採用合理的食療方法，不僅可以幫助患者早日擺脫疾病的困擾，還能固本培元，增加自身抵抗疾病的能力，免去吃藥、打針的痛苦。

頭痛的食療

頭痛是指額、頂、顳、枕部的疼痛。引起頭痛的原因複雜而多樣，可見於現代醫學的內、外、神經、精神、五官等各種疾病。在內科臨床上常遇到的頭痛多見於感染性、發熱性疾病，以及高血壓、顱內疾病、神經官能症、偏頭痛等疾病。本症患者在自覺頭痛的同時，還可伴有嘔吐、頭暈、發熱、視力障礙、癲癇、神經功能紊亂等症狀。

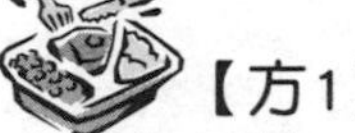

【方1】

材料：蔥白10克，淡豆豉10克，粳米50～100克。

食服方法：用粳米煮粥，熬好時下蔥白、淡豆豉，再煮沸即可食用。

功效：辛溫解表，祛風散寒。

【方2】

材料：山楂30克，荷葉12克，白菊花10克，白糖適量。

食服方法：將山楂洗淨，切成片；荷葉、白菊花分別洗淨以備用。鍋內加入適量的水，放入山楂片、荷葉、白菊花，用文火煮沸15分鐘，去渣取汁，加白糖調服即可。每日1～2劑，連服10～15天。

功效：補肝益陽，行氣止痛。

【方3】

材料：薄荷粉30克，白糖500克。

食服方法：將白糖放入鍋內，加水少許，以文火煉稠後，加入薄荷粉，調勻，再繼續煉至不黏手時，倒入盤內，候冷，切成小塊。隨時含咽。

功效：疏風熱，清頭目，利咽喉。主治風熱所致頭痛。

【方4】

材料：魚肚40克，川芎15克，蔥白25克，精鹽2克，黃酒10克，清湯500克，熟豬油15克。

食服方法：先把魚肚用溫水浸泡（約8小時左右），然後放入沸水中小微火煮約2小時，離火，燜2小時。湯冷後再燒開，再燜2小時。魚肚燜透後，洗去黏液，放入清水中漂洗乾淨。待魚肚發亮，有彈性時，再切成片。將魚肚片放入鍋裏，川芎用布包好也投入鍋內，放入適量清湯，用中火燒沸後，再投入大蔥白、熟豬油。出鍋前加入精鹽，食用時再沖入黃酒即成。

功效：補腎益精，行血止痛。

【方5】

材料：芹菜根250克，雞蛋2個。

食服方法：將上料同煮。早晚兩次，連湯服食。

功效：滋補肝血。適用於頭痛發作時或經久不癒。

【方6】

材料：豬腦1個，天麻10克，石決明15克。

食服方法：將上料一同放入砂鍋中，加水適量，以文火燉煮1小時熬成稠羹湯，撈出藥渣即成。分2～3次服用，可常服。

功效：補骨髓，平肝陽，止頭痛。

【方7】

材料：山藥30克，清半夏30克。

食服方法：將山藥研磨，先煮半夏取汁一大碗，去渣，調入山藥末，再煮沸，酌加白糖和勻，空腹食用。

功效：燥濕化痰，降逆止嘔。

傷寒的食療

傷寒是傷寒桿菌引起的急性傳染病，起病緩慢，體溫呈梯形上升，可達40～41℃，並有畏寒、頭痛、食欲減退、煩渴、腹脹、便秘及右下腹有輕度壓痛等症狀。病人會表現出淡漠、神志遲鈍，並可出現耳聾等，嚴重的還會出現腸出血、腸穿孔、心臟病、支氣管肺炎等。

【方1】

材料：醋，大蒜。

食服方法：將大蒜浸入食醋中，配成蒜醋汁飲用。

功效：主治傷寒。

【方2】

材料：苦瓜15克，白糖。

食服方法：將15克苦瓜加水煎汁，用白糖沖服。

功效：主治傷寒。

【方3】

材料：茶葉7克，生薑10片。

食服方法：將生薑去皮，與茶葉水煎汁，飯後飲用。

功效：發汗解表、溫肺止咳，主治傷寒。

感冒的食療

感冒是由多種病毒引起的，起病急，局部症狀有噴嚏，鼻塞流涕，咽部乾癢作痛，聲音嘶啞、咳嗽，全身症狀較輕，成人可不發熱或發微熱。

流行性感冒是由流感病毒引起的，起病急，局部症狀輕，全身中毒症狀明顯，有高熱、畏寒、全身酸痛，頭痛乏力，流行期間可有呼吸道咳嗽、咳痰、胸痛、噁心、嘔吐、腹瀉等症狀。

【方1】

材料：橘子200克，蘋果400克，胡蘿蔔300克。

食服方法：將上料一同切碎，加適量蜂蜜或砂糖入榨汁機，酌加冷開水製成汁飲服。

功效：預防感冒。

【方2】

材料：大蒜400克，檸檬3～4個，生薑1130克，蜂蜜、酒適量。

食服方法：大蒜去皮蒸5分鐘後切片，檸檬去皮切片，生薑切片。然後一同加蜂蜜70毫升共浸泡到800毫升的酒中，3個月後過濾飲用。

功效：殺菌、祛風散寒，主治傷風感冒。

【方3】

材料：橘子100克，砂糖。

食服方法：取橘子100克、砂糖適量。將上料一同加冷開水同入榨汁機內榨汁飲。

功效：預防感冒。

【方4】

材料：苦瓜。

食服方法：將苦瓜瓤煮熟食用。

功效：預防感冒。

【方5】

材料：白蘿蔔250克，白糖適量。

食服方法：白蘿蔔切片，加3茶杯水，煎水成2茶杯，加適量白糖調味。趁熱喝一杯，半小時後溫熱時再喝一杯。

功效：主治傷風感冒。

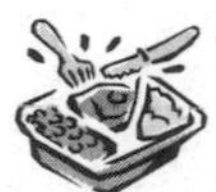

【方6】

材料：生薑10克，紅糖適量。

食服方法：老薑洗淨，切絲，放入茶杯內，加沸水沖泡5分鐘後，加適量紅糖。趁熱喝，飲後臥床蓋被使身體發汗。

功效：主治風寒感冒。

【方7】

材料：蔥白3根，白蘿蔔15克。

食服方法：將上料一同用水煎服，連服3天。

功效：預防流行性感冒。

【方8】

材料：蔥白500克，大蒜250克。

食服方法：將上料一同切碎，加水2000毫升煎煮。日服3次，每次250毫升，連服2～3天。

功效：主治流行性感冒。

【方9】

材料：茶葉7克，生薑10片（去皮）。

食服方法：將上料一同用水煎服，飯後飲一杯。

功效：發汗解毒、溫肺止咳，主治流行性感冒。

【方10】

材料：鮮蘿蔔，生薑汁，蜂蜜或砂糖。

食服方法：鮮蘿蔔榨汁半杯與適量生薑汁，蜂蜜或砂糖，開水調勻，飲服。

功效：主治傷風，鼻塞。

【方11】

材料：西瓜，番茄。

食服方法：西瓜去子取瓤，番茄去皮。將上料一同用洗淨紗布絞取汁，加開水隨量飲用。

功效：主治熱感冒。

【方12】

材料：白菜根1棵，綠豆30克。

食服方法：將上料一同煎湯食用。

功效：預防暑濕感冒。

【方13】

材料：大蒜頭3個。

食服方法：大蒜頭壓碎，去皮，放入180毫升酒中浸三個月。1日3次，每次1小茶匙。

功效：預防傷風感冒，微熱，咳嗽。

【方14】

材料：茶葉3克，食鹽1克。

食服方法：將上料用開水一同泡10分鐘即可。每日飲3～5杯。

功效：明目消炎，化痰降火。主治感冒咳嗽，牙痛。

【方15】

材料：枇杷葉15克。

食服方法：用水煎汁，代茶連服三天。

功效：主治流行性感冒。

【方16】

材料：茶葉10克，鮮辣椒500克，胡椒、食鹽適量。

食服方法：將上料一同裝瓶、封口，醃製半個月。每次食辣椒1～2支。

功效：驅寒解毒，增進食欲。主治傷風感冒。

【方17】

材料：鮮橄欖60克，蔥頭15克，生薑、紫蘇葉各10克。

食服方法：將鮮橄欖去核，同上料加水1200毫升煎煮至500毫升時，加食鹽調味。去渣飲湯。

功效：主治風寒感冒。

4 哮喘的食療

哮喘是因氣管和支氣管對各種刺激物的刺激不能適應，而引起的支氣管平滑肌痙攣、黏膜腫脹、分泌物增加，從而導致支氣管管腔狹窄。喘症以呼吸困難，甚至張口抬肩，鼻翼扇動，不能平臥為特徵；哮症是一種發作性的痰鳴氣喘疾患，發作時喉中哮鳴有聲、呼吸氣促困難，甚則喘息難以平臥。由於哮必兼喘，故又稱作哮喘。哮喘包括支氣管哮喘、哮喘性支氣管炎等。

【方1】

材料：蝦仁50克，鮮嫩芹菜200克，熟豬油、料酒、精鹽、豬骨湯各適量。

食服方法：將芹菜洗淨切段，入沸水鍋中燙一下，撈出過涼，瀝乾水分；蝦仁用清水浸軟，去雜洗淨，備用。炒鍋上火。加油燒熱，下蝦仁煎至色黃，加入芹菜段、豬骨湯。煸炒片刻，烹入料酒，加入精鹽，炒勻即成。

功效：辛散透表，利濕化痰，溫肺平喘。

【方2】

材料：杏仁30克（去皮尖），鮮薄荷10克，粳米50克。

食服方法：將杏仁放入沸水中煮到七分熟，放入粳米同煮將要熟時，放入薄荷，煮熟即可。

功效：辛散透表，溫肺止喘。

【方3】

材料：南瓜500克，大棗15～20枚。

食服方法：將南瓜洗淨，去皮切塊。大棗洗淨去核，共置鍋內，加水煮爛食用。每日1劑。

功效：益氣定喘。對支氣管哮喘有療效。

【方4】

材料：生薑15克，大棗3枚，糯米150克。

食服方法：按常法煮粥食用。每日1劑。

功效：溫中散寒，益氣化痰。適用於老年人寒喘，症見喘促氣短，喉中喘鳴，痰液稀白，惡寒無汗，頭痛身酸，舌苔薄白。

【方5】

材料：豆腐120克，杏仁15克，麻黃3克，鹽、芝麻油各適量。

食服方法：先將杏仁、麻黃洗淨，共裝入紗布袋，用線將口紮緊；然後將豆腐切成3釐米見方塊和藥袋一起放入砂鍋，加適量水，先用旺火燒開，後改用文火，共煮1小時，最後撈出藥袋，後加入鹽、芝麻油調味即成。食豆腐、喝湯，一天分兩次食用。連服3日為一療程。

功效：潤肺滑腸，發汗定喘。適於受涼發作者食用。

5 咳嗽的食療

咳嗽是常見病、多發病，許多疾病，如呼吸道感染、支氣管擴張、肺炎、咽喉炎等均可有咳嗽的症狀。中醫認為，外邪侵襲和內傷皆可引起咳嗽。外邪侵襲所致的主要特徵是：發病急，病程短，並常可併發感冒。內傷咳嗽的特徵是：病情緩，病程長，皆由五臟功能失常所致。

【方1】

材料：豬肺250克，羅漢果10個。

食服方法：選用成熟的羅漢果，切成薄片；將豬肺切成小塊，擠出泡沫，洗淨；將豬肺、羅漢果放入砂鍋內，加適量水，置於火上，旺火燒開，改用文火燉煮，煮至肺熟，即可食用。

功效：清熱涼血，潤肺止咳。適用於痰熱咳嗽及風熱咳嗽。

【方2】

材料：白蘿蔔1個，梨1個，蜂蜜50克，白胡椒7粒。

食服方法：將白蘿蔔、梨洗淨切碎，放入碗中，倒入蜂蜜，放入白胡椒，裝鍋蒸熟為度，將白胡椒揀出，分兩次溫服。

功效：發散風寒，止咳化痰。

【方3】

材料：白蘿蔔250克，梨100克，生薑少許，麻油、精鹽適量。

食服方法：蘿蔔切成絲，用沸水燙2分鐘撈起，加上梨絲、薑末少許及調料，拌勻涼食。

功效：清熱化痰，生津潤燥。

【方4】

材料：杏仁（去皮尖）15克，粳米50克。

食服方法：將杏仁、粳米加水二碗，煮至粥熟，趁熱分服，令其微汗出。

功效：散寒止咳，化痰下氣。

【方5】

材料：柿霜、白糖各等量。

食服方法：柿霜、白糖入鍋，加水少許，文火煉至挑起呈絲狀，不黏，稍冷後倒入塗有熟菜油的瓷盤中，壓平，切塊，即可食用。

功效：清肺潤燥，止咳化痰。

6 氣管、支氣管炎的食療

分急性和慢性兩種。急性氣管支氣管炎是由病毒、細菌感染或物理化學刺激引起，主要表現為咳嗽、胸骨後疼痛，有時因終日咳嗽引起噁心、嘔吐及全胸和腹肌疼痛，如伴支氣管哮喘可有哮鳴和氣急。慢性氣管支氣管炎原因還不明，多出現在中年以上，起病緩慢，咳嗽、咳痰為主要症狀，常有反覆的下呼吸道感染，病人出現畏寒、發熱氣促或咳嗽加劇，少數病人反覆感染，而引起肺氣腫、支氣管擴張、肺源性心臟病等。

【方1】

材料：生薑10克，飴糖30克。

食服方法：先將生薑洗淨切片放入杯中，以沸水沖泡，蓋好，浸5分鐘後放入飴糖，代茶頻飲。

功效：預防氣管炎。

【方2】

材料：大蒜、醋各250克，紅糖90克。

食服方法：大蒜頭去皮，搗爛，泡入糖醋中，1周後即成。日服3次，每次1湯匙。

功效：主治支氣管炎。

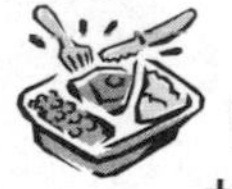
【方3】

材料：鮮蘿蔔適量，麥芽糖50克。

食服方法：新鮮蘿蔔洗淨搗爛，榨汁500毫升左右，加入麥芽糖30～50克，隔水燉熟。溫熱時飲用。

功效：預防支氣管炎。

【方4】

材料：芹菜根1把，橘皮9克，飴糖30克。

食服方法：先將飴糖放鍋內化開，再將芹菜和橘皮倒入並炒至微焦，後加水蒸服。

功效：主治支氣管炎。

【方5】

材料：絲瓜花10克，蜂蜜15克。

食服方法：絲瓜花洗淨放入茶杯中，加開水沖泡蓋好，10分鐘以後倒入蜂蜜，攪勻即可。去渣熱飲，每日3次。

功效：主治支氣管炎。

【方6】

材料：鳳梨肉120克，蜂蜜30克。

食服方法：將鳳梨肉120克，蜂蜜30克用水煎服。

功效：預防支氣管炎。

【方7】

材料：橘餅30克，大蒜15克。

食服方法：橘餅、大蒜切碎，加適量水煮沸去渣。每日1劑，分兩次服用。

功效：主治支氣管炎。

【方8】

材料：白蘿蔔250克，冰糖60克，蜂蜜。

食服方法：白蘿蔔、冰糖、蜂蜜適量，加水250毫升煎成100～150毫升的湯汁。吃蘿蔔飲湯，早晚各1次。

功效：主治慢性支氣管炎。

【方9】

材料：南杏仁15克，北杏仁3克，大米50克。

食服方法：南北杏仁去皮磨漿，加適量水煮粥食用。

功效：主治慢性支氣管炎。

【方10】

材料：栗子250克（去殼），瘦豬肉500克。

食服方法：栗子、瘦豬肉切塊，加食鹽、薑、豆豉少許，燒煮熟爛，分三次食用。

功效：主治慢性支氣管炎。

【方11】

材料：蓮子、百合各30克，瘦豬肉200～250克。

食服方法：將上料一同用水燉熟。調味後服用。

功效：主治慢性氣管炎。

【方12】

材料：小西瓜1個，冰糖50克。

食服方法：西瓜切一小塊，放入冰糖，蓋好，上籠蒸2小時。吃瓜飲汁，每天1個，連吃10天為1療程。

功效：主治慢性支氣管炎。

【方13】

材料：絲瓜花10克。

食服方法：將絲瓜花10克放瓷杯內，用開水沖泡，再調入蜂蜜。內服，每日3次。

功效：預防肺熱型慢性支氣管炎。

【方14】

材料：白蘿蔔250克，冰糖60克，蜂蜜。

食服方法：白蘿蔔250克，冰糖60克，蜂蜜適量，加水1碗煎成半碗。吃蘿蔔飲湯，每日早晚各服1次。

功效：預防老年慢性支氣管炎。

【方15】

材料：蘿蔔500克，蜂蜜60克。

食服方法：將蘿蔔洗淨去皮，挖空心，放入蜂蜜，隔水蒸熟後食。

功效：預防老年慢性支氣管炎。

【方16】

材料：百合20克，雪梨500克，冰糖。

食服方法：雪梨削皮切片，與百合、冰糖煮湯。溫服。

功效：主治老年慢性支氣管炎。

【方17】

材料：生薑汁1湯匙，紅糖250克。

食服方法：先將糖放入鍋中，加少許水以文火煎稠，再加入生薑汁調勻，繼續煎，至線狀而不黏手時停火，倒在塗在食油的瓷盤中，冷後切成50塊。每日空腹吃5塊。

功效：預防老年慢性支氣管炎。

 7 肺膿腫的食療

肺膿腫是由各種病原菌引起的肺部感染。早期為化膿性炎症，繼而形成膿腫。表現特徵為高熱、咳嗽，咳大量的膿臭痰。多發於壯年，男多於女，嚴重者膿腫潰破入胸膜腔，引起膿胸。

【方1】

材料：青芒果，瘦肉，陳皮。

食服方法：芒果在未成熟前，摘下曬乾備用，每次用2～3個芒果切開，配合瘦肉數百克，陳皮半個，慢火煲湯，煎3～4小時取食。

功效：緩解肺痛。

【方2】

材料：薏苡仁120克，糯米60克。

食服方法：薏苡仁炒熟研末同糯米煮成粥。每日服1次。

功效：預防肺膿腫。

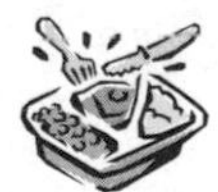

【方3】

材料：南瓜500克，牛肉250克。

食服方法：南瓜和牛肉煮熟。連服數次，同時服六味地黃湯5～6劑。

功效：預防肺膿腫。

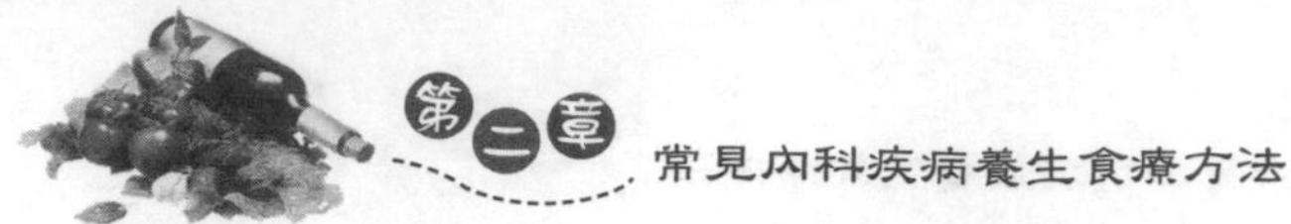

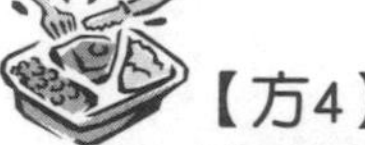

【方4】

材料：豬肺1副，青蘿蔔1～2個，薏苡仁120克。

食服方法：豬肺去氣管洗淨切塊，加青蘿蔔和水適量煮湯食。也可取豬肺、薏苡仁共放鍋內加水煮湯飲。

功效：主治肺膿腫。

【方5】

材料：豆腐500克，白芨30克，天門冬10克，生甘草10克。

食服方法：將上料一同加水煎。飲湯吃豆腐。

功效：主治肺膿腫。

【方6】

材料：鯽魚1條500克，白果仁90克。

食服方法：鯽魚去鱗及內臟，將白果仁納入魚腹中，用火燉熟。喝湯食肉，1日3次。

功效：主治肺膿腫。

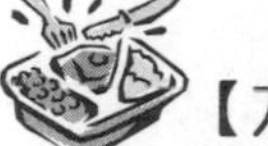

【方7】

材料：黃豆芽1500～2000克。

食服方法：黃豆芽加多量的水大火煎4～5小時。取湯飲。

功效：清肺毒，除痰火。主治肺熱，咳黃痰。

胸膜炎的食療

胸膜炎是由不同的病因引起，主要是感染、變態反應、腫瘤、化學物理因素等。感染是由胸部器官的疾病直接蔓延造成，最常見的是結核性的。感染還可從遠處病灶，由淋巴一血液傳播到胸膜。胸膜炎分乾性和滲出性兩種，乾性有畏寒、輕度和中度發熱，乾咳和胸痛等症狀。滲出性的表現為中度發熱、胸痛、輕度咳嗽。

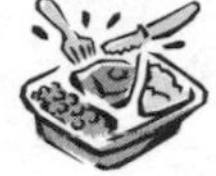

【方1】

材料：鮮百合100克，紅棗10枚，甘草1克。

食服方法：將上料一同煮熟後，加白糖調服，每日1次。

功效：預防結核性胸膜炎。

【方2】

材料：大蒜20瓣，粳米50克。

食服方法：將上料一同煮粥，每日食1次。

功效：預防結核性胸膜炎。

【方3】

材料：紅棗10枚，乾薑1克，粳米50克。

食服方法：將上料一同煮粥，每日食1次。

功效：主治結核性胸膜炎。

【方4】

材料：鮮荷葉100克，粳米50克。

食服方法：將上料一同加水煮粥。每日食兩次。

功效：主治感染性胸膜炎。

【方5】

材料：甘蔗汁250克，鮮薄荷50克，粳米50克。

食服方法：將上料一同加水煮粥。每日食1次。

功效：主治感染性胸膜炎。

【方6】

材料：薏苡仁15克，菱角100克，粳米30克。

食服方法：將上料一同加水煮粥。每日食1次。

功效：主治癌症轉移性胸膜炎。

【方7】

材料：蛤蜊15克，粳米50克，青菜100克。

食服方法：蛤蜊15克，粳米50克，青菜末100克，煮粥。每日食1次。

功效：主治癌症轉移性胸膜炎。

9 消化不良的食療

消化不良並不是一種單純的疾病，而是一組常見的臨床症候群。臨床上表現為上腹疼痛或不適，尤其是餐後加重，上腹飽脹、噯氣、食欲不振、噁心、嘔吐、胃酸食道逆流和反胃等，症狀持續時間較長。發病率占消化專科門診的40%左右，其中又以老年人和兒童居多。

【方1】

材料：豬肚子150克，雞胗150克，花生油30克，大蔥100克，蒜、料酒、精鹽、醋、香油、太白粉、高湯各少許。

食服方法：豬肚剖開，片去裏皮和筋洗淨，打成花刀，切成菱角塊。雞胗一切兩半，去掉裏、外皮，洗淨，打上花刀，切成塊。蔥切成豆瓣蔥，蒜切成片。把豬肚和雞胗用開水一燙，撈出控乾。高湯、精鹽、料酒、醋、太白粉兌成汁。鍋上火，放花生油燒至九成熱，把豬肚、雞胗加入油內一滑，立即撈出。炒鍋內留油50克，用蔥、蒜熗鍋，加入豬肚、雞胗和兌好的汁，倒入鍋內，淋上香油即可食用。

功效：補脾健胃，消積化瘀等功效，可用於治療食積、反胃嘔吐、瀉痢、水腫腹脹諸症。

【方2】

材料：綠豆芽150克，菜油、花椒、鹽、醋少許。

食服方法：用菜油與綠豆芽、佐料同炒熟即可食用。

功效：清熱瀉火，適用於因消化不良所引起的不適。

【方3】

材料：紅、白蘿蔔各250克，白糖100克，醬油、米醋、香油、精鹽各適量。

食服方法：將紅、白蘿蔔去毛根，洗淨，再輕輕刮去皮，用刀切片，再切成絲，放入盤內，加調料拌勻，醃漬片刻即成。

功效：潤肺止咳，寬中下氣，消積化痰等功效，可用於治療肺結核咯血、咳嗽、食積嘔吐、消化不良諸症。

【方4】

材料：苦瓜250克，青辣椒2根，菜油、蔥少許。

食服方法：將苦瓜與青辣椒共切絲，與菜油、蔥同炒，放入食鹽即可食用。

功效：瀉胃熱，降逆氣，可作胃火上逆、消化不良患者的食療良方。

【方5】

材料：白魚一尾約1000克，火腿25克，水發香菇50克，冬菇50克，豬油75克，雞湯150克，精鹽、胡椒粉、蔥、薑塊少許。

食服方法：將魚去鱗、鰓、內臟，洗淨，火腿、香菇、冬菇、蔥、薑分別切細絲或末。將魚用開水燙一下，撈出控水，擺在盤中。在魚身上撒上各種配料和蔥、薑及少許鹽，加上胡椒粉和湯，上屜蒸約15分鐘取出。把油放勺中，加鹽做湯，湯沸，調好口味，淋入明油，澆在魚身上，撒上火腿絲及蔥花即可食用。

功效：健脾開胃，消食利水，可用於治療脾胃虛弱所致的食欲不振、消化不良等症。

【方6】

材料：新鮮白蘿蔔1000～1500克。

食服方法：將新鮮白蘿蔔洗乾淨後切成薄片，攪爛，用乾淨紗布包裹，絞取其汁液約50～100毫升即可。每日2～3次，每次冷飲50～100毫升。

功效：消積食，除腹脹，化痰熱，止咳嗽。適用於傷食腹脹、痢疾、支氣管炎咳嗽等症。

10 甲狀腺腫脹的食療

甲狀腺腫脹是由於碘缺乏造成的。生長發育、懷孕、哺乳、停經、寒冷、創傷、感染、精神刺激等造成對碘的需求量增大，還有遺傳性激素合成障礙，都可致碘攝入量不足。一般表現為甲狀腺輕度彌漫性腫大，質較軟。早期無結節，晚期可有結節。

【方1】

材料：黃豆150～200克，海藻、海帶各30克。

食服方法：將上料一同燉湯，加鹽和糖調味食用。

功效：預防單純性甲狀腺腫大。

【方2】

材料：青柿1000克，蜂蜜。

食服方法：青柿洗淨、去柄、切碎、搗爛，以潔淨紗布絞汁。將汁放在鍋中，先以旺火燒沸，後以文火煎熬，至稠黏時，加蜂蜜一倍，再煎至濃稠時停火，待冷裝瓶用。每日兩次，每次1湯匙，沸水沖服。

功效：主治地方性甲狀腺腫、甲狀腺功能亢進。

【方3】

材料：牡蠣，海藻，海帶。

食服方法：將上料一同燉熟食用。

功效：主治單純性甲狀腺腫大。

11 胃痛的食療

胃痛又稱胃脘痛，是以胃脘部疼痛為主的病症。此病的發生多與過度勞累，外受風寒，情緒刺激，飲食失調及脾胃不和等因素有關，現代醫學中急、慢性胃炎及消化道潰瘍、胃痙攣、胃神經官能症、胃黏膜脫垂症等均可出現胃痛的症狀。

【方1】

材料：熟牛肉、香菇、粳米各100克，蔥、薑各少許。

食服方法：香菇用溫水浸泡；牛肉切薄片；將香菇、牛肉、粳米一同加水煮粥，待粥將離火時加入蔥、薑、鹽，調味即成。每日1劑，當菜吃。

功效：和胃調中，理氣止痛。適用於慢性胃炎、反胃嘔吐等所引起的胃痛。

【方2】

材料：桂花3克（糖醃），蓮子50克，紅糖1匙。

食服方法：蓮子用開水泡脹。剝皮去心。加水適量以文火慢燉約2小時，至蓮子酥爛，湯糊成羹，再加入桂花、紅糖煮約5分鐘。可做早點或點心吃。

功效：溫中散寒，暖胃止痛。

【方3】

材料：胡蘿蔔200克，陳皮10克，瘦豬肉100克，植物油、細鹽、黃酒、香蔥適量。

食服方法：胡蘿蔔切細絲，豬肉切絲後加鹽、黃酒拌勻，陳皮浸泡至軟切絲。先炒胡蘿蔔至八成熟後出鍋，再用油炒肉絲、陳皮絲3分鐘，加入胡蘿蔔絲、少許鹽、黃酒同炒至香，添水燜燒七八分鐘，撒入香蔥即成。

功效：舒肝健胃，寬胸理氣。

【方4】

材料：銀耳50克，乾粉絲100克，馬鈴薯絲200克，黃瓜300克，醬油、香醋、蔥花、蒜末、香油各適量。

食服方法：將銀耳泡發後洗淨，切成絲，用開水燙一下，再用冷水浸涼，控淨水分待用。乾粉絲開水泡發，再用冷水泡涼，用刀切成8釐米長的段，撈出，瀝水，待用。馬鈴薯去皮切成細絲，投入沸水中燙熟，再用涼水浸涼、控水，黃瓜洗淨，切成細絲。取大湯盤，先將粉絲放入，馬鈴薯絲、黃瓜絲分別放在粉絲的兩側，中間放銀耳絲。銀耳絲的上面放一撮蒜末，用醬油、香醋、香油調製成滷汁，澆在盤上，拌勻即成。

功效：清熱解毒，和胃止痛。

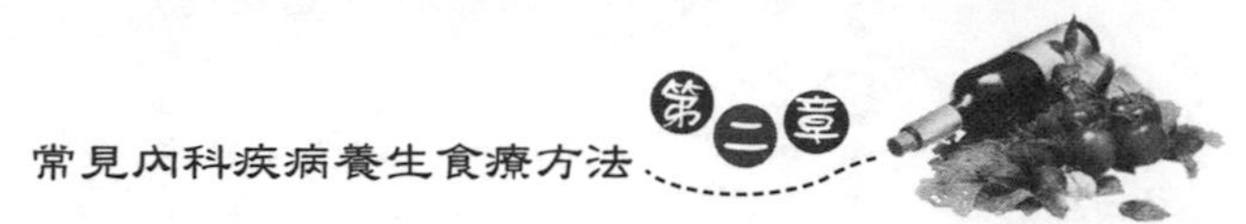

12 急性腸胃炎的食療

急性胃腸炎是消化系統常見的疾病，多見於夏秋季。主要因暴飲暴食，或吃了不乾淨的食物或受涼引起。該病起病急，患者有腹痛、腹瀉和嘔吐。有的患者還可有不同程度的畏寒、發熱，嘔吐頻繁。糞便一般為黃色水樣，次數多。

【方1】

材料：鮮嫩藕1500克。

食服方法：鮮嫩藕搗爛取汁。汁內加糖調和飲用。

功效：預防急性胃腸炎。

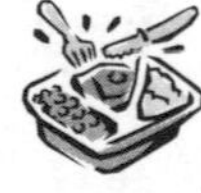

【方2】

材料：韭菜250克。

食服方法：韭菜連根洗淨搗汁。溫開水沖服，每日3次。

功效：主治急性胃腸炎。

【方3】

材料：蘆薈葉2克，蘋果1個，砂糖適量。

食服方法：蘆薈葉和蘋果榨汁，加砂糖調和飲用。

功效：預防胃腸病。

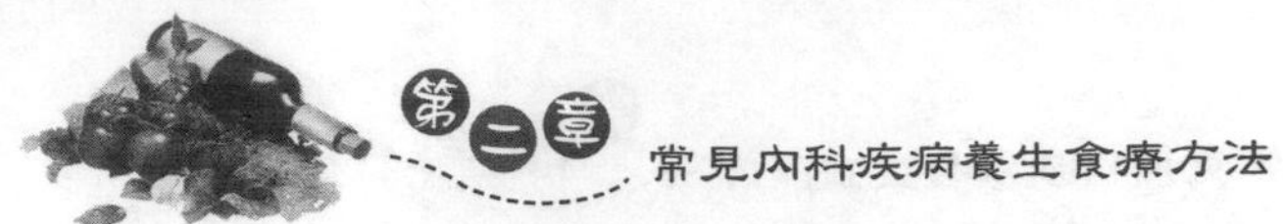

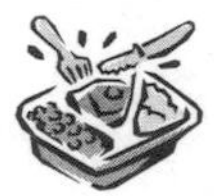

【方4】

材料：花旗參5克，大黑棗10枚，冰糖適量。

食服方法：將上料一同加水煮湯飲。

功效：主治胃腸病。

【方5】

材料：大白菜，米。

食服方法：先煲好白粥，然後將大白菜切絲，放入白粥內煮熟，用油鹽調味食。

功效：緩解胃腸熱滯，大小便不暢等症狀。

【方6】

材料：小茴香10～15克，粳米50～100克。

食服方法：取小茴香煎湯取汁，加粳米煮粥，或用小茴香3～5克研末，調入粥中。每日分兩次趁熱服，3天一療程。

功效：主治胃腸下垂。

13 慢性腸胃炎的食療

慢性胃炎是胃黏膜的慢性炎症性病變，以淋巴細胞和漿細胞浸潤為主。其病因尚未完全清楚，主要病因有幽門螺旋桿菌感染、十二指腸膽汁返流等。少數病人可有食欲減退、噁心，或有上腹部疼痛、嘔吐，甚者有吐血、消瘦、腹瀉等。

【方1】

材料：土雞1隻（約500克），鮮栗子250克，黨參30克，生薑4片。

食服方法：將土雞洗淨，切塊；黨參、生薑洗淨；鮮栗子去殼，用開水燙過，去衣。把雞塊、黨參、生薑一齊放入鍋內，加清水適量，旺火煮沸後，文火煮1小時，然後下栗子再煮半小時，調味即可。隨量飲湯食肉。

功效：補氣健脾，開胃止瀉。適用於慢性胃炎、潰瘍病屬脾胃氣虛者。

【方2】

材料：生薑120克，大棗500克。

食服方法：將生薑洗淨切片，同大棗一起煮熟。每日吃3次，每次吃大棗10餘枚，薑1～2片，吃時用原湯燉熱，飯前飯後服用均可。

功效：健脾溫胃。適用於慢性胃炎屬脾胃虛寒型。

14 胃下垂的食療

胃下垂多半與胃弛緩一齊發生，所以其症狀差不多相似，至於純粹的胃下垂，其特徵是胃有壓迫感，腰痛時，腹部會有裂開似的劇痛。此症會有頭痛及不眠的情形發生。

【方1】

材料：牛肚1個，鮮荷葉1張，黃酒、茴香、桂皮、鹽、薑、胡椒各適量。

食服方法：牛肚放在1張鮮荷葉上，放入砂鍋內加水浸沒燒熟，熟後將牛肚切絲，並放入茴香、桂皮少許，鹽、薑、胡椒適量慢慢煨熟。飲湯食肚。

功效：主治胃下垂。

【方2】

材料：豬肚1個，白術250克。

食服方法：先將豬肚洗淨，正面朝外，後將水浸透的白術填入豬肚內，兩端用線紮緊，放入大砂鍋內，水煮至爛透時，再將豬肚內的白術取出曬乾，研成末。空腹用蜂蜜或米湯送服，每次5克，1天3次，5劑1療程。

功效：主治胃下垂。

15 胃及十二指腸潰瘍的食療

胃和十二指腸潰瘍的病因目前還不十分清楚。其一般表現為上腹疼痛、噁心、嘔吐、噯氣、反酸以及一些消化道的病症（便秘比腹瀉多見）。一般認為，胃酸分泌過多是引起胃消化性潰瘍的一種原因。

【方1】

材料：馬鈴薯300克，胡蘿蔔300克，黃瓜300克，蘋果330克，蜂蜜適量。

食服方法：將上料一同切細榨汁，加蜂蜜適量飲用。

功效：主治胃酸過多。

【方2】

材料：鮮馬鈴薯1000克，蜂蜜適量。

食服方法：馬鈴薯洗淨，搗爛，再用潔淨紗布絞取汁，放鍋中以旺火燒沸，後改文火煎熬濃縮至黏稠時，加一倍量的蜂蜜，再煎至稠黏如膏狀停火，冷卻裝瓶。每次1湯匙，每日兩次，20天為1療程。空腹服用。

功效：主治胃和十二指腸潰瘍。

【方3】

材料：包心菜200克，胡蘿蔔400克，蘋果400克。

食服方法：將上料切碎榨汁，加蜂蜜適量飲用。

功效：主治胃酸過多。

【方4】

材料：陳皮、甘草各100克、蜂蜜1000克。

食服方法：陳皮、甘草洗淨，加適量水浸泡發透後煎煮，20分鐘取煎液1次，共3次，後合併煎液，再以文火煎熬濃縮成稠膏，加蜂蜜，至沸停火，待冷裝瓶備用。每次3湯匙，每日兩次，開水沖服。

功效：胃及十二指腸潰瘍。

【方5】

材料：花生、豬肉或雞蛋。

食服方法：用豬肉或雞蛋燉花生仁（連皮）食用。

功效：主治胃潰瘍。

【方6】

材料：包心菜。

食服方法：將包心菜榨汁。每天服36毫升，也可和胃潰瘍的藥物並用。

功效：主治胃潰瘍。

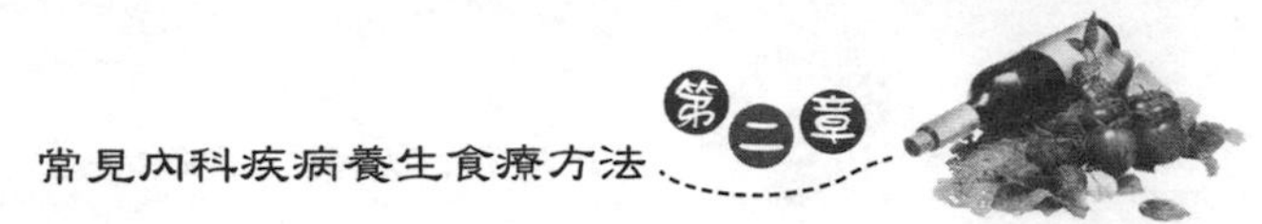

16 腸潰瘍的食療

腸潰瘍是一種原因尚不明的慢性腸炎病變方式，主要表現為腹瀉、腹痛、糞便中有血膿和黏液。

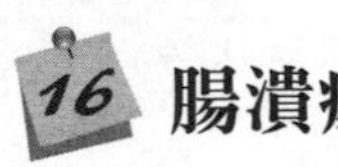

【方1】

材料：包心菜200克，胡蘿蔔400克，蘋果400克，蜂蜜適量。

食服方法：將上料一同切碎入榨汁機內榨汁，加蜂蜜適量飲用。

功效：主治腸潰瘍。

17 肝炎的食療

肝炎是肝臟上的炎症。造成肝炎的原因可能不同，最常見的是病毒造成的，此外還有自身免疫造成的，酗酒也可以導致肝炎。肝炎可分為急性和慢性。

【方1】

材料：小紅豆60克、帶皮花生仁30克、紅棗10個、紅糖2匙。

食服方法：先將小紅豆、花生仁洗淨放入鍋內，加水500毫升，用文火慢燉幾分鐘，再放入洗淨的紅棗，繼續燉30分鐘，至食物酥爛為止。每日1劑，服時加紅糖，分早晚兩次吃完。

功效：補益肝血、健脾利濕、清熱消腫、行水解毒功效。適用於慢性肝炎。

【方2】

材料：雞骨草30克、蜜棗7～8枚、瘦豬肉100克。

食服方法：加水適量煎煮，食鹽小量調味，去渣，喝湯吃肉，每日1劑。

功效：清濕熱、解毒、退黃、扶正護肝之功效。適用於急慢性肝炎濕熱明顯者。

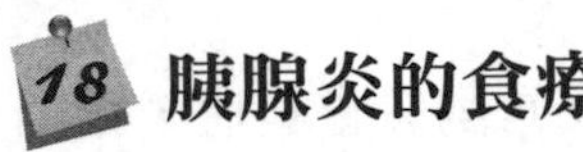

18 胰腺炎的食療

胰腺炎是胰腺因胰蛋白酶的自身消化作用而引起的疾病。可分為急性及慢性二種。

【方1】

材料：大黃20克，蜂蜜適量。

食服方法：將大黃沖入沸水200毫升，焖泡15分鐘，加入蜂蜜，攪勻代茶飲用。

功效：瀉熱潤燥，適用於胰腺炎發作期。

【方2】

材料：山楂30克，荷葉15克。

食服方法：將山楂、荷葉一起放入砂鍋內，加水，文火煎煮半小時，去渣取汁服用。

功效：清熱，化積，散瘀。適用於胰腺炎發作。

膽囊炎、膽結石的食療

膽囊炎和膽結石常互為因果關係。膽囊炎常誘發膽石症，膽結石常促發膽囊炎。一般來說，患此病的女性多於男性，中年肥胖者和產婦更為多見。平時一般無症狀，部分病人有消化不良，膽囊部位出現絞痛等症狀。

【方1】

材料：玉米鬚。

食服方法：玉米鬚30～60克，水煎。長期當茶飲。

功效：適用於膽囊炎、膽結石患者。

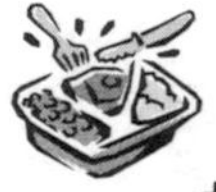

【方2】

材料：胡桃仁、冰糖、麻油各500克。

食服方法：將上料一同放入搪瓷或陶瓷器皿中，隔水蒸3～4小時。每日服3次，飯前服用，服時加溫，於1周至10天內服完。老年或慢性膽囊炎患者劑量由小到大。脾虛泄瀉患者，麻油用量可減少250克。

功效：適用於膽結石患者。

20 糖尿病的食療

糖尿病又稱消渴症，是一種由胰島素相對分泌不足或胰高血糖素不適當地分泌過多而引起的，以糖代謝紊亂、血糖增高為主要特徵的全身慢性代謝性疾病。本病多見於40歲以上喜歡吃甜食而肥胖的病人，腦力勞動者居多。創傷、精神刺激、多次妊娠以及某些藥物是誘發或加重此病的因素。發病時伴有四肢酸痛、麻木感、視力模糊、肝腫大等症。

【方1】

材料：鯽魚500克，綠茶適量。

食服方法：將鯽魚去鰓、內臟，留下魚鱗，腹內裝滿綠茶，放盤中，上蒸鍋清蒸透即可。每日1次，淡食魚肉。

功效：補虛，止消渴。適用於糖尿病口渴多飲不止以及熱病傷陰。

【方2】

材料：嫩豆腐250克，香菇100克，鹽、醬油、香油各適量。

食服方法：豆腐洗淨切成小塊。在砂鍋內放入豆腐、香菇、鹽和清水。中火煮沸改文火燉15分鐘，加入醬油，淋上香油即可食用。適量服食，不宜過熱。

功效：清熱益胃，活血益氣。

【方3】

材料：鮮牛奶1000克，乾核桃肉40克，生核桃肉20克，粳米50克。

食服方法：粳米淘淨，用水浸泡1小時，撈起瀝乾水分。將四物放在一起攪拌均勻，用小石磨磨細，再用細篩濾出細茸待用。鍋內加水煮沸，將牛奶核桃茸慢慢倒入鍋內，邊倒邊攪拌，稍沸即成。酌量服食，連服3～4周。

功效：補脾益腎，溫陽滋陰。

【方4】

材料：玉竹、北沙參、石斛、麥冬各9克，大烏梅5枚。

食服方法：將上藥洗淨煎湯，去渣留汁，代茶飲。可間斷服用。

功效：養陰潤燥，生津止渴。

【方5】

材料：枇杷根100克。

食服方法：將枇杷根洗淨，切段水煎代茶飲。每兩日飲用一次。

功效：清肺潤燥。枇杷根苦平入肺，具有清肺潤燥之功，對糖尿病有很好的療效。

21 心臟病的食療

心臟病包括心臟的器質性病變和功能性病變兩種，一般表現為呼吸困難、胸痛、心悸、水腫、發紺、頭痛、昏厥等。

【方1】

材料：荔枝、糯米。

食服方法：糯米與荔枝團起同蒸，至無水分為止。每日服用8～10個。

功效：適用於心臟衰弱。

【方2】

材料：蓮子，龍眼，松仁，酸棗。

食服方法：蓮子20粒去衣除芯，與龍眼肉10顆，松仁30顆，酸棗仁10克，煮水食用。

功效：適用於婦女神經性心臟病。

【方3】

材料：胡蘿蔔1根，雞蛋2個，橘子2個，蘋果1個，蜂蜜。

食服方法：先將中等大小的胡蘿蔔1根，蘋果1個，橘子2個洗淨榨汁，再將2個雞蛋打入攪和，酌加蜂蜜食用。

功效：主治自律神經失調引起的心煩意亂。

22 冠心病的食療

冠心病即冠狀動脈粥樣硬化性心臟病，指冠狀動脈粥樣硬化使血管腔阻塞，導致心肌缺血缺氧而引起的心臟病，它和冠狀動脈功能性改變（痙攣）一起，統稱冠狀動脈性心臟病，簡稱冠心病，也稱缺血性心臟病。冠狀動脈粥樣硬化性心臟病，是動脈粥樣硬化導致器官病變的最常見類型，也是嚴重危害健康的常見病。

【方1】

材料：海帶200克，海藻200克，干貝10克。

食服方法：將原料先用溫水洗淨。用兩碗水與原料一起放進鍋中（鍋內酌量加油），煮熟後加鹽調味即可。

功效：益氣活血，滋補生津。海帶、海藻和干貝滋味鮮美，每日飲用，對冠心病、高血壓很有療效。

【方2】

材料：大紅棗15枚，乾冬菇15個，生薑、花生油、料酒、食鹽各適量。

食服方法：先將乾冬菇洗淨泥沙；紅棗洗淨，去核；將清水、冬菇、紅棗、食鹽、料酒、生薑片、熱花生油少許一起放入蒸碗內，密封，上籠蒸60～90分鐘，出籠即成。

功效：益氣，活血。適用於高血壓、冠心病等虛症。

【方3】

材料：豆漿500毫升，粳米50克，砂糖或細鹽適量。

食服方法：將豆漿、粳米同入砂鍋內，煮至稠粥，加入砂糖或細鹽即可食用。每日早、晚餐，溫熱食。

功效：補虛潤燥。適用於動脈硬化、高血壓、高血脂症、冠心病及一切體弱患者。

【方4】

材料：洋蔥150克，瘦豬肉50克，醬油、油、鹽適量。

食服方法：先將豬肉洗淨，切絲；洋蔥洗淨，切絲備用。將油少許燒至八成熱，放入豬肉翻炒，再將洋蔥下鍋與肉同炒片刻，倒入各種調料翻炒即成。

功效：具有預防動脈粥樣硬化的作用。

【方5】

材料：捲心菜250克，水發黑木耳100克，油、薑絲、鹽、醬油、白糖、醋、香油、太白粉各適量。

食服方法：將捲心菜、黑木耳洗淨，撕成片狀備用。炒鍋加油下薑絲煸香，放入捲心菜、黑木耳及清水適量，旺火快炒，加入鹽、醬油、白糖，翻炒入味後用太白粉勾成薄芡，烹入醋，淋入香油，攪勻即成。每日1劑，連服10天。

功效：對氣滯血瘀，心絡受阻型冠心病有療效。

23 高血壓的食療

高血壓是危害人們身體健康的常見病，一般是指成年人血壓高於160／95mmHg。高血壓一般表現為頭痛、頭暈、頭脹、耳鳴、眼花、心悸、失眠。它會逐漸影響心、腦、腎臟，引起心臟病、腦動脈硬化、腦出血（中風）、腎功能減退、半身不遂等。

【方1】

材料：鮮山楂10枚，冰糖適量。

食服方法：將山楂搗碎，加冰糖適量煎服。

功效：適用於高血壓早期。

【方2】

材料：胡蘿蔔。

食服方法：胡蘿蔔榨汁。每次90～100克，每日2～3次，飲汁。

功效：預防高血壓症發作。

【方3】

材料：鮮菠菜250克。

食服方法：鮮菠菜洗淨，置於加入了少許鹽的沸水中燙約3分鐘取出，加適量麻油拌食。

功效：治療高血壓、便秘、頭痛、面紅、目眩。

【方4】

材料：綠豆100克，海帶100克，粳米適量。

食服方法：綠豆100克，海帶100克，粳米適量煮粥。每天晚飯後1次。

功效：防治高血壓。

【方5】

材料：包心菜200克，胡蘿蔔400克，蘋果400克，蜂蜜。

食服方法：將上料入榨汁機榨汁，加蜂蜜適量飲服。

功效：適用於高血壓症。

【方6】

材料：荸薺10個，鵪鶉蛋2個。

食服方法：荸薺10個切片，和鵪鶉蛋2個共炒熟，油鹽調味服用。

功效：緩解高血壓發作。

【方7】

材料：帶衣花生仁。

食服方法：將帶衣花生仁置於醋中密封泡1周。吞服2～4粒，連服7天。

功效：防治高血壓。

【方8】

材料：西瓜子仁10克，粳米150克。

食服方法：西瓜子仁10克與粳米150克煮粥食用。

功效：防治高血壓。

【方9】

材料：芹菜250克，米醋。

食服方法：芹菜加1碗醋和油鹽調味煮熟，食菜飲醋。

功效：防治高血壓頭痛。

【方10】

材料：白蘿蔔適量。

食服方法：白蘿蔔榨汁取15毫升。每日兩次，連服1周。

功效：防治高血壓頭暈。

【方11】

材料：菊花10克，粳米150克。

食服方法：菊花10克稍煮，後去菊花，在茶湯中加入150克粳米煮粥食。

功效：防治老年高血壓。

【方12】

材料：香菇50克，蜂蜜1杯，檸檬3個，酒適量。

食服方法：檸檬帶皮切片和其他材料共浸入1800毫升酒中，7天取出檸檬片，其他材料過1個月濾飲。

功效：防治高血壓、高脂血症。

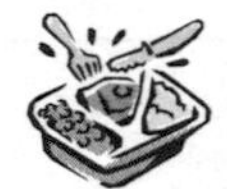

【方13】

材料：銀耳5克，糖適量。

食服方法：將銀耳加入稍溫的水中浸泡半小時，然後加水煮1小時，再加糖蒸成羹狀。每晚臨睡前服1次，服7～10天即可。

功效：防治高血壓、血管硬化、眼底出血等症。

【方14】

材料：黑木耳6克，冰糖適量。

食服方法：黑木耳用清水浸泡1夜取出，蒸1小時，加冰糖適量。睡前服，連服至症狀緩解為止。

功效：防治高血壓眼底出血。

【方15】

材料：海帶、綠豆各適量。

食服方法：海帶煮綠豆湯。連飲數日。

功效：防治高血壓、血管硬化。

【方16】

材料：包心菜200克，胡蘿蔔400克，橘子（連皮）100～200克，蘋果300克。

食服方法：上料切碎入榨汁機內榨汁加蜂蜜調味飲用。

功效：高血壓、糖尿病、動脈硬化。

【方17】

材料：糯米100克，香蕉1500克，冰糖100克。

食服方法：香蕉去皮與糯米入水煮，水滾後倒入冰糖煮成粥。宜常喝。

功效：防治糖尿病、高血壓、冠心病、動脈粥樣硬化。

【方18】

材料：芹菜300克，蘋果400克，鹽及胡椒。

食服方法：芹菜切段，蘋果切塊，將上料一同放入榨汁機內，濾過後加鹽和胡椒調味。常飲。

功效：高血壓、糖尿病、動脈硬化。

【方19】

材料：黃瓜300克，蘋果300克，橘子200克（連皮），胡蘿蔔300克，蜂蜜適量。

食服方法：將上料一同切細榨汁，加蜂蜜適量飲用。

功效：高血壓、浮腫。

24 低血壓的食療

當成人的收縮壓在90至100mm/Hg以下，而舒張壓在50至60mm/Hg以下時，稱為低血壓。有急性低血壓和慢性低血壓兩種。急性低血壓是指因休克、暈厥引起的血壓突然下降；慢性低血壓可見於體質性低血壓、體位性低血壓、內分泌功能紊亂、慢性營養不良等。通常表現為頭暈、氣短、心慌、乏力、健忘、失眠、神疲易倦、注意力不集中等。女性可有月經量少，持續時間短的表現。中醫學認為，本病與身體虛弱、氣血不足有關。

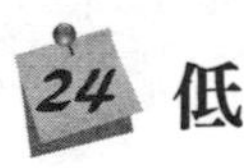

【方1】

材料：黃耆30克，羊肉15克。

食服方法：將黃耆煎汁去渣存汁。羊肉切片，倒入藥汁內加鹽調味，肉爛熟後即可。

功效：補氣壯陽、養血益脾，可助低血壓患者強身升壓。

【方2】

材料：當歸、大棗各50克，羊肉250克，生薑15克。

食服方法：生薑切片；羊肉、生薑、大棗文火熬成3碗，加入調料；另煎當歸24毫升。將藥液、羊肉湯分別依次飲用，每日分兩次。

功效：補益氣血，調和營衛。適用於低血壓性眩暈。

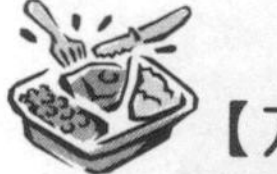

【方3】

材料：牛肉1000克，黃酒250毫升。

食服方法：將牛肉洗淨，切成小塊，放入大鋁鍋內，加水適量煎煮，每小時取肉汁1次，加水再煮，共取肉汁4次，合併肉汁液，以文火繼續煎熬，直到肉汁稠黏時，加入黃酒，再熬至稠黏停火，將稠黏液倒入盆內，冷藏備用。每日1劑，分兩次服食。

功效：適用於氣陰兩虛型低血壓。

【方4】

材料：生甘草10克，大棗20克。

食服方法：將上述2味用沸水燜泡15分鐘後，即可飲用。每日1劑，代茶飲用。

功效：健脾，消暑，防病。適用於血壓偏低、睡眠不佳等症。

【方5】

材料：白參3克，紅棗10個，山藥、豬瘦肉、粟米各50克。

食服方法：將豬瘦肉切片，與山藥、紅棗及粟米共同煮粥，粥將熟時，另煎白參水加入即可。

功效：益氣養血。適用於氣血兩虛型低血壓。

25 高脂血症的食療

高脂血症是指血漿脂原濃度明顯超過正常範圍的一種慢性病症，一般以測定血漿膽固醇和甘油三酯含量為診斷本病的結論。其臨床表現主要為：頭痛、四肢痲木、頭暈目眩、胸部悶痛、氣促心悸等症狀。高脂血症可分為原發性和繼發性兩種，前者較罕見，屬遺傳性脂質代謝紊亂疾病；後者多為未控制的糖尿病、動脈粥樣硬化、腎臟綜合症、黏液性水腫、甲狀腺功能低下、膽汁性肝硬化等疾病所伴發的併發症。

【方1】

材料：粳米100克，玉米粉適量。

食服方法：將粳米洗淨加水500克煮至米開花後，調入適量玉米粉糊，使粥成稀糊狀，稍煮片刻即可。

功效：調中養胃，降脂健身。

【方2】

材料：冬菇25克，蘑菇25克，嫩玉米筍片50克，鮮湯適量，草菇25克，太白粉、調味料各少許。

食服方法：先將冬菇、蘑菇、草菇入清水泡發洗淨，入油鍋煸炒，之後加入鮮湯、嫩玉米筍片同煮，待熟後再加入太白粉水和調味料（鹽等），翻炒片刻即可。

功效：可降脂降壓、防癌。

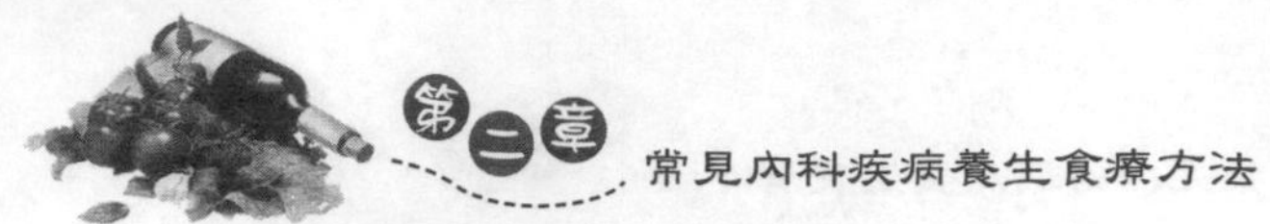

【方3】

材料：木耳15克，鮮豆腐300～500克，銀耳15克，豆腐乳3～5克，高湯適量，胡椒粉、香菜、油、鹽各少許。

食服方法：先將木耳、銀耳加入清水泡發，洗淨，去除雜質，在油鍋中略爆炒；香菜洗淨切碎；豆腐洗淨切成2釐米見方小塊後，先放入油鍋和豆腐乳煎炒，隨之加入雙耳、高湯、香菜、胡椒粉、鹽煮透即可。

功效：滋補氣血，降血脂、血壓。適宜經常食用。

【方4】

材料：乾荷葉9克或鮮葉30克。

食服方法：將乾荷葉搓碎，煎水代茶頻飲。

功效：活血益脾，降脂消腫。

【方5】

材料：新鮮山楂1000克，桃仁60克，蜂蜜250克。

食服方法：將鮮山楂洗淨，用刀背拍碎，同桃仁共入鍋中，水煎兩次，去楂取汁備用。將煎好的汁盛入盆內，加入蜂蜜，加蓋，隔水蒸1小時，離火冷卻，裝瓶即可。每日兩次，每次1勺，早、晚飯後用開水沖服。此方宜長期服用。

功效：健脾胃，消積食，降血脂，降膽固醇，降血壓，增加心肌供血。適用於高脂血症、冠心病患者經常服用。

26 動脈硬化的食療

動脈硬化是指動脈一種非炎性、退行性和增生性病變，結果使血管壁增厚變硬，失去彈性和血管口徑縮小，一般表現為腦力和體力衰退。各器官的動脈硬化均出現各個器官的病變。人的血中脂質水準經常超過正常水準，是引起動脈硬化非常重要的原因之一。

【方1】

材料：菊花15克，鵪鶉蛋1個。

食服方法：菊花15克煎煮，打入鵪鶉蛋一個煮熟。吃蛋喝湯，連服3個月。

功效：適用於高脂血症。

【方2】

材料：山楂、杭菊各10克，決明子16克。

食服方法：將上料一同稍煎後代茶飲。每天3次，每次0.2克，連服3個月，同時可加服維生素C藥片。

功效：適用於高脂血症。

【方3】

材料：海藻、海帶、紫菜各適量。

食服方法：將上料一同加水煮成湯。1日3次，每次5湯匙，並吃菜。

功效：適用於高血壓，動脈粥樣硬化。

【方4】

材料：山楂5～10克。

食服方法：山楂5～10克水煎。1日1劑，20天為一療程。

功效：活血化瘀、舒張冠狀動脈、舒張血管、增加冠脈血流量。適用於動脈硬化。

【方5】

材料：花生仁10～20粒，醋。

食服方法：帶紅皮的花生仁蘸醋吃。上量1日食完，30天為1療程。

功效：具有降血壓、止血、降低膽固醇、防止動脈硬化之功效。

【方6】

材料：海參、冰糖各適量。

食服方法：將上料同煮，使冰糖滲入海參內。早晨空腹服，一劑服3天，療程不限。

功效：適用於高血壓，動脈粥樣硬化。

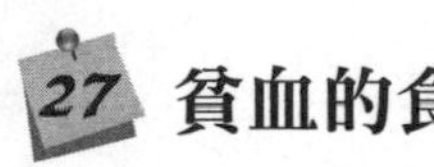

27 貧血的食療

貧血是指單位容積血液內紅細胞數和血紅蛋白量低於正常的病理狀態。症狀主要為頭昏、眼花、耳鳴、面色蒼白或萎黃、氣短、心悸、身體消瘦，夜寐不安、疲乏無力、指甲變平變凹易脆裂、注意力不集中、食欲不佳、月經失調等。病因有缺鐵、出血溶血、造血功能障礙等。

【方1】

材料：芹菜300克，核桃仁50克，精鹽2克，芝麻油5克。

食服方法：將芹菜摘去老葉，洗淨，切成細絲，用沸水燙2分鐘，撈出用冷開水沖一下，使其涼透，瀝乾後加精鹽、芝麻油入盤。核桃仁用開水泡後，剝去內皮，再用開水泡5分鐘，取出放在盤中芹菜上，食時拌勻，即為一盤桃仁芹菜涼菜。

功效：適用於各類型貧血。

【方2】

材料：豆腐250克，豬血400克，大棗10枚。

食服方法：先將大棗洗淨，與豆腐、豬血同放入鍋中，加適量水，置火上煎煮成湯。飲湯，食棗。15日為一療程。

功效：益氣補血。適用於產後婦女貧血症。

【方3】

材料：鮮嫩黃瓜200克，熟豬肝250克，蝦米20克，香菜30克，精鹽、醬油、醋、花椒油各適量。

食服方法：將黃瓜洗淨切片；豬肝切片；蝦米用溫水泡發；香菜洗乾淨，切段，備用。取碗一隻，放入精鹽、醬油、醋、花椒油調勻，備用。將黃瓜、豬肝、海米、香菜依次放入盤內，澆上調味汁即成。

功效：清熱解毒，利水消腫，補脾止瀉，對缺鐵性貧血有很好的療效。

【方4】

材料：豬腿肉100克，雞蛋2個，水發黑木耳250克，油75克，醬油8克，精鹽3克，料酒10克，蔥末2克。

食服方法：將豬腿肉洗淨，先切成大片，再切成肉絲；木耳洗乾淨。將雞蛋加入精鹽打勻。鍋燒熱放油，待油熱後倒入雞蛋，炒至九成熟時取出。原鍋下蔥末熗鍋，放入肉絲煸炒，待肉絲煸透後，加入醬油、料油、精鹽，倒入木耳、雞蛋和炒，盛入盤內即成。

功效：滋陰潤燥，活血養血。

【方5】

材料：蝦仁、韭菜100克，海參10克，雞蛋1個，麵粉。

食服方法：諸料為餡，和麵包為餃子。

功效：補腎益陽，養血填精。

【方6】

材料：小米50克，紅棗10個，飴糖10克。

食服方法：小米煮至八成熟，加入紅棗至爛，吃時加入飴糖。

功效：益腎養肝，補血溫中。

【方7】

材料：胡桃肉25克，小米50克，黑芝麻5克。

食服方法：胡桃肉搗碎，和小米一起煮爛，加入炒香的黑芝麻鹽，即可食用。

功效：溫補腎陽，養血健脾。

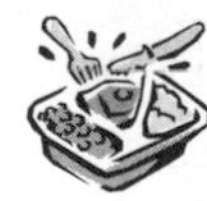

【方8】

材料：龍眼肉30克，大棗40克。

食服方法：將大棗洗淨，與龍眼同置砂鍋中，加水適量，文火燉煨約半小時即可。喝湯，吃龍眼和大棗。

功效：補血益氣，健脾養胃，寧心益智。適用於貧血、神經衰弱等症。

【方9】

材料：黃耆30克，大棗10個，羊肉400克，生薑3片，黃酒2匙，陳皮1塊。

食服方法：將大棗洗淨；黃耆切片，用潔淨的紗布包好。將羊肉洗淨，切片；陳皮洗淨備用。炒鍋上火，下油，熱後放入生薑、羊肉片共炒，2分鐘後加入黃酒、醬油、食鹽、水，燒10分鐘。將羊肉倒入砂鍋內，加黃耆、大棗、陳皮和水，用文火煨1小時至肉熟爛，加入鹽少許即可。

功效：適用於氣血兩虛、身體瘦弱和貧血患者。

【方10】

材料：烏雞1隻，當歸10克，白芍10克，熟地黃10克，黨參10克，蔥花、薑末、五香粉各適量。

食服方法：將烏骨雞洗淨後，放入砂鍋中，加清水足量，待用。當歸、白芍、熟地黃、黨參分別洗乾淨切片後，同放入潔淨紗布袋中，紮口，放入砂鍋，並將砂鍋置火上，旺火煮沸，撇去浮沫，烹入料酒，加蔥花、薑末，改用文火煨煲1.5小時，取出藥袋，濾盡藥汁，繼續煨至雞肉酥爛，加精鹽、五香粉，拌勻，再煨至沸。淋入食油即可服食。

功效：補腎溫脾、養血補血。適用於貧血患者。

【方11】

材料：菠菜120克，熟豬肝100克，雞蛋1顆，薑絲、蔥末、香油、料酒各適量。

食服方法：將菠菜洗淨入沸水中燙2～3分鐘，撈出切碎；豬肝切片；雞蛋打入碗內攪勻。鍋內加水適量，放入豬肝片、菠菜末、薑絲、蔥末、料酒，旺火燒沸，改用文火煮3～5分鐘，兌入雞蛋汁，調入精鹽、香油即成。每日1劑，連服10～15天。

功效：適用於缺鐵性貧血及營養不良性貧血，症見面色萎黃、頭暈、失眠等。

【方12】

材料：菠菜100克，枸杞子15克，粟米100克。

食服方法：先將菠菜根洗淨入沸水鍋中燙一下，撈出，切成小碎段，盛入碗內備用。將粟米、枸杞子淘洗乾淨，放入砂鍋，加水適量，旺火煮沸後，改用文火煨煮1小時，待粟米酥爛，調入菠菜段，拌和均勻，加鹽再煮至沸，淋入麻油，攪拌勻即成。早晚兩次分服。

功效：滋養肝腎、補血健脾。適用於各種類型貧血，對幼兒生長期，以及中老年人肝，腎虛型貧血患者尤為適宜。

28 腎炎的食療

腎炎包括急性腎炎和慢性。腎炎，即急性腎小球腎炎和慢性腎小球腎炎。急性腎炎起病急，病情輕重不一，大多數癒後良好，常在一年內痊癒；每有蛋白尿、血尿、管型尿，常有水腫、高血壓或短暫的氮質血症，部分病人有急性鏈球菌感染史，於感染後1～3周發病。慢性腎炎起病緩慢，病情遷延，時輕時重，腎功能逐漸減退，後期可出現貧血、視網膜病變及尿毒症。可有不同程度的蛋白尿、血尿、水腫及高血壓等。同時還可因呼吸道感染等原因誘發急性發作，出現類似急性腎炎表現，也有部分病人可有自動緩解期。

【方1】

材料：芹菜250克，苦瓜250克，白糖適量，麻油少許。

食服方法：芹菜切段，苦瓜去瓤去籽切片。將芹菜、苦瓜用滾沸水燙過，待涼，加白糖、麻油調味即成。

功效：清熱解毒，利濕消腫。

【方2】

材料：鯉魚1條，生薑30克，桂皮3克，蔥3根。

食服方法：將鯉魚和生薑、桂皮、蔥加調料清燉，吃魚喝湯。

功效：辛溫解表，利水消腫。

【方3】

材料：牛肉150克，番茄150克，醬油50克，白糖10克，精鹽5克，蔥花、料酒各2.5克，薑絲、植物油各少許。

食服方法：把牛肉洗淨，切成方塊；番茄洗淨，去皮去籽，切成塊。鍋置火上，放油，燒熱，放薑蔥絲煸炒，放入牛肉煸炒幾下，烹入料酒，加入水（浸沒牛肉），放精鹽、白糖，燒至熟，再加入番茄燒至入味，出鍋即成。

功效：平肝清熱，滋養強壯。對慢性腎炎有顯著療效。

【方4】

材料：冬瓜500克，小紅豆100克。

食服方法：把冬瓜洗淨切成塊，與淘洗乾淨的小紅豆一起放入砂鍋內，加適量水燉爛即成。飲湯，食瓜、豆。每日兩次，30日為一個療程。

功效：利水消腫。適用於急性腎炎。

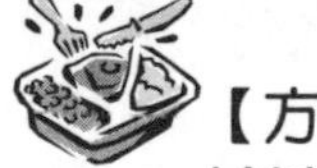

【方5】

材料：鮮薺菜90克，粳米100克。

食服方法：將鮮薺菜挑選乾淨，洗淨，切段，將粳米淘洗乾淨，放入鍋內，加水適量，把切好的薺菜放入鍋內，置旺火上煮沸，用文火熬煮至熟。每日兩次，溫熱服食。

功效：補虛健脾，明目止血。適用於慢性腎炎水腫及肺、胃出血、便血、尿血、目赤目暗、視網膜出血等症。

29 副腎泌尿生殖器疾病的食療

【方1】

材料：包心菜200克，洋芹菜40克，胡蘿蔔400克，芹菜100～200克，蘋果30克。

食服方法：上料一同入榨汁機榨汁，加蜂蜜飲服。

功效：適用於副腎、生殖器疾病。

【方4】

材料：杜仲15克，豬腰1個。

食服方法：將杜仲切成長3釐米，寬1.5釐米的段片，豬腰剖開，然後把切好的杜仲片同豬腰一起煮湯食用。食豬腰時不放鹽，每日1次，10天為1療程。

功效：適用於附性腺感染慢性期。

【方3】

材料：黃連18克，茱萸3克，麵粉200克。

食服方法：黃連和茱萸研成細末，放入麵粉中，加水適量攪勻，和成麵團，製成餅，蒸熟即成。每日服兩次，4～6日為1療程。

功效：適用於濕熱下注型附性腺感染。

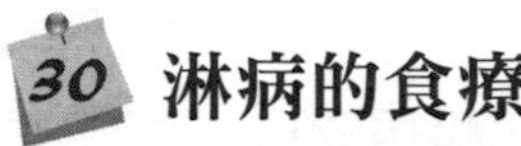

30 淋病的食療

淋病是由淋病雙球菌感染所引起的泌尿生殖器的急性或慢性傳染病，主要由不潔淨的性交傳播，也可間接通過某種帶菌物品感染。

男性淋病有急性尿道炎和慢性尿道炎。急性尿道炎在感染後2～3日開始，尿道流出黃白色黏液或膿性分泌物，尿道口有紅腫現象，自覺小便時有灼熱感，尿道疼痛和尿頻。急性未癒可蔓延到後尿道，引起前列腺炎、精囊炎、附睾炎，以後成為慢性尿道炎。

女性淋病表現為尿頻、血尿、白帶多且帶膿血等，並引起陰道、子宮頸、前庭大腺發炎、腺體腫脹、疼痛、觸痛，甚至形成膿腫，破潰穿孔等。

【方1】

材料：海帶，豬肉或牛肉。

食服方法：海帶用清水浸透，切成細條，加一些薑絲。先將海帶煮爛，然後加入豬肉或牛肉，配以醬料煮熟食用。

功效：適用於淋病。

 31 白喉的食療

白喉是一種急性傳染病，病原是白喉桿菌，起病較緩，有輕度或中度發熱，中毒症狀逐漸加重，扁桃體上有典型的灰白色假膜，不易剝脫，用力刮容易引起出血。白喉有咽白喉、喉白喉、鼻白喉、混合型白喉與其他部位的白喉等。

【方1】

材料：香蕉60克。

食服方法：香蕉去皮，水煎。每日服3次。

功效：防治白喉。

【方2】

材料：紅蘿蔔。

食服方法：紅蘿蔔適量水煎。每天一劑，連服數劑。

功效：防治白喉。

【方3】

材料：馬齒莧30～60克，白糖適量。

食服方法：馬齒莧加白糖適量水煎。每天一劑，連服數劑。

功效：防治白喉。

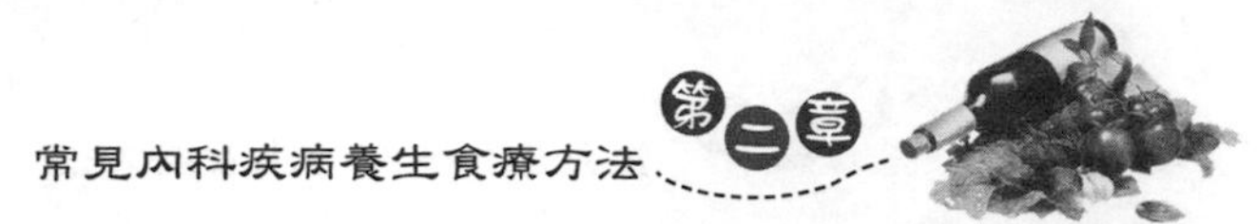

32 肺結核的食療

肺結核是由結核桿菌通過呼吸道吸入肺或由消化道食入帶菌物而感染，主要表現為全身不適、疲倦乏力、煩躁、長期低熱、面頰潮紅、盜汗、食欲減退、消化不良、體重減輕、心跳過速。女患者會出現月經失調、閉經等症狀。

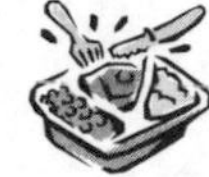

【方1】

材料：韭菜100～150克，蛤蜊肉150～200克。

食服方法：將上料一同加水適量煮熟，調味佐膳食。

功效：防治肺結核。

【方2】

材料：玉米鬚60克，蜂蜜適量。

食服方法：玉米鬚60克與蜂蜜適量同煎。每日服一次。

功效：防治肺結核。

【方3】

材料：豆漿，雞蛋。

食服方法：將一定量的豆漿煮沸，倒入打碎的雞蛋中。每日早晨一碗。

功效：防治肺結核。

【方4】

材料：梨1個，蜂蜜。

食服方法：梨1個去皮核，切片，拌蜂蜜食。每日數次，服3～5天。

功效：主治肺結核。

【方5】

材料：大蒜，醋。

食服方法：大蒜數斤用醋浸泡兩周。每日3次，每次食大蒜數瓣。

功效：防治肺結核。

【方6】

材料：核桃仁、柿餅各90克。

食服方法：核桃仁、柿餅各90克煎熟。每日3次分服，隔日一劑，連續服用。

功效：防治肺結核。

【方7】

材料：鵪鶉蛋2個，冰糖適量。

食服方法：鵪鶉蛋去殼打勻加冰糖適量。每天早晨用溫開水沖服。

功效：防治肺結核。

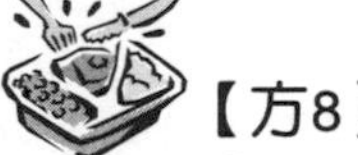

【方8】

材料：黨參15克，百合30克，豬肺250克。

食服方法：上料一同加水文火煎煮，熟後調味。每日分兩次服用。

功效：主治氣短、咳痰、胸悶等症。

【方9】

材料：芹菜根30克，蜂蜜適量。

食服方法：芹菜根洗淨切碎，用蜜水炒食，每日2～3次。

功效：平喘消咳，適用於肺結核咳嗽不止者。

【方10】

材料：白蘿蔔1000克，生薑、煉乳、蜂蜜各250克，鴨梨去核1000克。

食服方法：白蘿蔔、生薑、鴨梨洗淨、切碎，分別以潔淨紗布榨汁。先將蘿蔔、梨汁入鍋，旺火煮沸，再以文火煎熬濃縮，成膏狀時加生薑汁、煉乳、蜂蜜各250克攪勻，繼續加熱至沸停火，待冷裝瓶。每次1湯匙，沸水沖化；或加黃酒少許沖飲。每日兩次。

功效：主治低熱、虛勞、久咳不止等症。

【方11】

材料：百合1000～1500克，蜂蜜適量。

食服方法：百合用清水浸1夜，猛火煲之，使百合溶化，用布濾渣，加蜜糖，慢火熬成糖漿。早晚用開水沖服1～2調羹。

功效：防治肺結核。

【方12】

材料：豆漿，白糖適量。

食服方法：將豆漿煎成鍋巴，取出曬乾。食用時將豆漿鍋巴30克水煎10分鐘左右後加入適量白糖。湯和鍋巴一起食，每日1～2次。盜汗消失後，再連食2～3天。

功效：適用於肺結核盜汗者。

【方13】

材料：豬肺1副，花生仁100克，黃酒2匙。

食服方法：豬肺洗淨、切成塊，同花生仁共入鍋慢燉1小時，除去浮沫，加黃酒2匙，再慢燉1小時離火。每日兩次，每次一大碗。

功效：主治肺燥乾咳帶血，適用於復發性肺結核患者。

【方14】

材料：淮山藥60克，甘蔗汁適量。

食服方法：淮山藥搗爛，與甘蔗汁半碗共置瓷碗中，加清水少量，隔水燉熟。飲服。

功效：主治陰虛，肺熱、食欲缺乏、食後腹瀉，適用於復發性肺結核患者。

【方15】

材料：蓮子、百合各30克，瘦豬肉200～250克。

食服方法：將上料一同加水燒熟，調味後服。

功效：主治肺結核低熱。

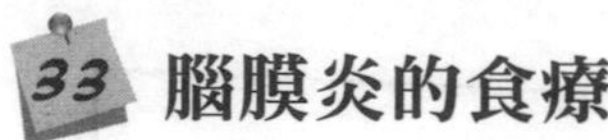

33 腦膜炎的食療

腦膜炎是由腦膜炎球菌引起的流行性疾病。其感染是自鼻咽侵入血液，最後到達腦膜和身體其他部位而產生症狀，起病急，表現為高熱、畏寒、劇烈頭痛、噴射性嘔吐、煩躁、驚厥、昏迷、中毒面容、頸項強直，嬰兒囟門飽滿隆起，角弓反張等。

【方1】

材料：茶葉5克，白茅根10克。

食服方法：白茅根去鬚、洗淨，與茶葉同煮，飲汁。

功效：補肝益腎、殺菌消毒。對腦膜炎具有良好的預防作用。

【方2】

材料：薺菜花30克。

食服方法：將上料加水煎煮。隔天或3天1次，連服7～14天。

功效：防治流行性腦膜炎。

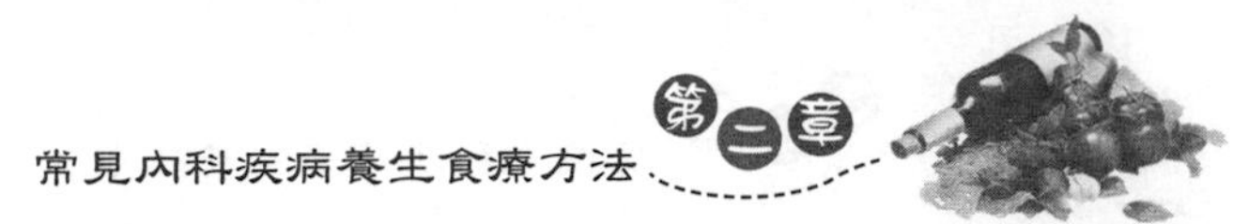

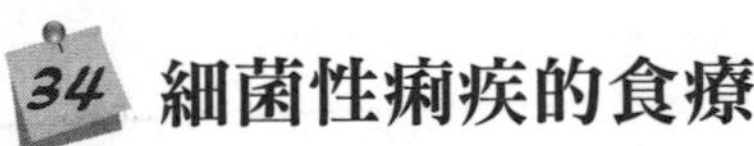

34 細菌性痢疾的食療

細菌性痢疾是由痢疾桿菌引起的急性腸道傳染病，以結腸化濃性炎症為主要病變，多見於夏秋季有菌痢接觸史和吃了不乾淨食物的人。菌痢起病急，畏寒發熱在38℃以上，腹痛、腹瀉一日十餘次以上，並伴有噁心、嘔吐，嚴重者還失水，血壓下降，大便開始成水樣，以後排出量少黏稠、鮮紅或粉紅的濃血便，左下腹有壓痛感。

【方1】

材料：大蒜。

食服方法：生食。

功效：防治腸炎和痢疾的預防。

【方2】

材料：苦瓜，白糖。

食服方法：鮮苦瓜50克搗爛、加糖拌勻，過2小時將水濾去。一次吃完。

功效：防治急性菌痢。

【方3】

材料：食醋，大蒜。

食服方法：大蒜浸入食醋中，配成蒜醋汁食用。

功效：防治痢疾。

【方4】

材料：糯米100克，白糖10克，山楂片50克。

食服方法：糯米煮粥，熟後加入白糖、山楂片再稍煮即可食用。

功效：防治痢疾。

【方5】

材料：鮮藕50克，粳米50克，白糖適量。

食服方法：先將米煮粥，半熟時加入切好的藕片，熟後，加適量白糖調味。午餐食用。

功效：主治陰虛痢。

【方6】

材料：茶葉適量，陳醋1毫升。

食服方法：先將茶葉沖泡5分鐘，然後濾取茶葉汁，加陳醋1毫升飲用。

功效：健胃止痢、散瘀止痛，防治痢疾。

【方7】

材料：青茶15克，醋5毫升，白糖30克。

食服方法：將上料一同煎汁。代茶飲。

功效：清熱化濕、解毒和腸，主治濕熱痢。

【方8】

材料：黑木耳30克，豆腐250克。

食服方法：各料同煮為湯，加少許鹽調味，可做午餐食用。

功效：主治疫毒痢。

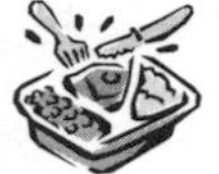

【方9】

材料：葵花子30克，冰糖適量。

食服方法：將葵花子置鍋內，以開水燉一小時，加冰糖適量服用。

功效：防治血痢。

【方10】

材料：荸薺，鮮藕，鮮茅根。

食服方法：將上料一同等量加水煮，去渣取汁。可代茶飲。

功效：清熱養陰、解毒和腸，防治陰虛痢。

【方11】

材料：白米30克，白扁豆15克，鮮山藥30克。

食服方法：用白米、扁豆同煮粥，沸時將山藥去皮切片加入。粥成加紅糖調味。早晚餐食用。

功效：溫補脾腎，益氣和腸，防治虛寒痢。

【方12】

材料：乾薑30克，茯苓粉、粳米各50克，紅糖適量。

食服方法：乾薑煮沸後去渣；以汁煮茯苓粉、粳米、紅糖成粥。每日兩次。

功效：防治寒濕痢。

【方13】

材料：白蘿蔔250克，白糖30克，蜂蜜30毫升，茶。

食服方法：白蘿蔔250克切薄片，加30克白糖，開水沖服，每日兩次；或白蘿蔔取汁60毫升，加濃茶1杯、鮮蜂蜜30毫升和匀，蒸熱1次服用。

功效：防治痢疾。

【方14】

材料：生薑、綠茶各10克。

食服方法：上料加水煎成濃汁，煎淡為止。每日3次，溫服。

功效：防治夏日痢疾。

【方15】

材料：烏梅10克，冰糖15克。

食服方法：上料一同加水煎濃汁煎淡為止。趁熱服用。

功效：防治夏日痢疾。

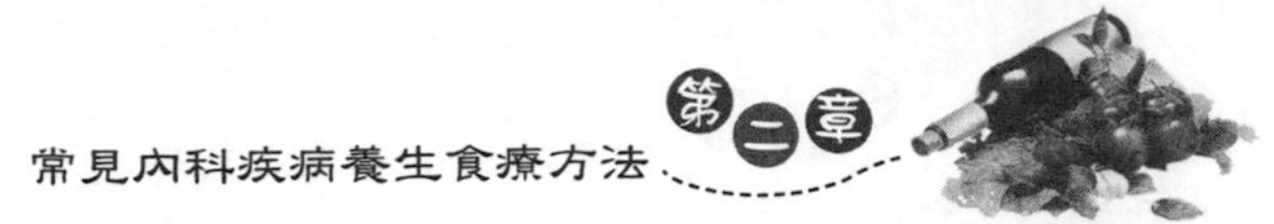

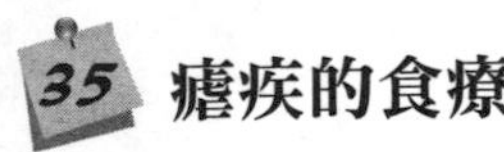

35 瘧疾的食療

【方1】

材料：生薑。

食服方法：生薑適量搗爛，於瘧疾發病前四小時包敷兩膝，連用數天可截瘧疾。皮膚發癢時，將藥取下。

功效：防治瘧疾。

【方2】

材料：山東白菜、綠豆芽、番茄、椰菜、芹菜。

食服方法：山東白菜加以上各菜的任何一種同煮食用。

功效：主治因瘧疾而引起的長期發熱。

36 蛔蟲的食療

【方1】

材料：南瓜1個。

食服方法：南瓜1個切成碎片。成人嚼食500克，兒童減半，連服2天。

功效：防治蛔蟲。

【方2】

材料：蔥30克，菜油15克。

食服方法：蔥30克切碎，與菜油15克急火炒（不加水和鹽）。每日清晨空腹服，一次服完，連服3天，服後2小時再服。

功效：防治小兒蛔蟲。

【方3】

材料：鮮薑、蜂蜜各60克。

食服方法：薑洗淨、去皮、擠汁，調入蜂蜜。分4等份，每30分鐘1次，連服4次。6小時內禁食水，症狀消失後用驅蛔蟲藥。

功效：防治蛔蟲性腸梗阻。

【方4】

材料：茶葉3克，陳醋1毫升。

食服方法：取茶葉3克，陳醋1毫升。先將茶葉用開水泡5分鐘，濾取茶葉，後加陳醋飲。健胃止痢、散瘀止痛。

功效：防治小兒蛔蟲。

【方5】

材料：南瓜子100～300粒，蜂蜜適量。

食服方法：南瓜子炒熟研細。1日服兩次，用蜂蜜調服。

功效：防治蛔蟲。

37 失眠的食療

失眠指睡眠不足或睡不深熟。常見的有幾種表現形式：一是在入睡起就開始就失眠；二是睡眠淺而易於驚醒，間斷性的失眠；三是睡眠持續時間少於正常，早醒後不能再入睡（早醒失眠）。引起失眠的主要原因是精神過度緊張或興奮，並伴以頭昏腦脹、頭痛、多夢、記憶力減退、神倦胸悶、注意力不集中、食欲不振，手足發冷等，常見於神經官能症、神經衰弱等；如失眠伴以情緒不穩、過敏、潮熱、出汗、頭痛頭暈、血壓波動、月經紊亂等，年齡在45～55歲間的可能是更年期綜合症。

【方1】

材料：龍眼肉30克，西洋參6克，白糖10克。

食服方法：將三物放入帶蓋的碗中，置鍋內隔水反覆蒸之到成膏狀。

功效：補脾養心，益氣養陰。

【方2】

材料：山楂100克，白糖50克。

食服方法：山楂炒熱，不使焦苦，加入白糖，摻入清水，熬煮二十分鐘，臨睡前溫服。

功效：消食、和胃、安眠。

【方3】

材料：蓮子30克，百合30克，豬瘦肉250克，料酒、精鹽、蔥段、薑片、高湯各適量。

食服方法：蓮子用熱水浸泡，去膜皮去心；百合去雜，洗淨。豬肉洗淨，燙去血水，洗淨切塊。放蔥薑煸香，放入肉塊煸炒，烹入料酒，注入高湯，加入精鹽、蓮子、百合，燒沸，撇去浮沫，文火燒至肉熟爛，揀去蔥薑，出鍋即成。

功效：滋養肝腎，養心安神。

【方4】

材料：生棗仁、熟棗仁各15克，百合30克。

食服方法：先將棗仁加適量水煎片刻去渣，再加入百合煎煮至熟即可。食百合，飲湯。

功效：鎮靜安神，清心養血。主治失眠。

【方5】

材料：紅棗20枚，蔥白7根。

食服方法：將紅棗洗淨，用水泡發，煮20分鐘，再將蔥白洗淨加入，連續用文火煮10分鐘。吃棗，喝湯，睡前服，連服數天。

功效：補益心脾，養血安眠。適用於心脾失眠、多夢易醒，醒後難以入眠、心悸健忘、神疲乏力。

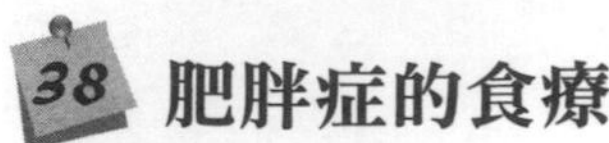

38 肥胖症的食療

肥胖症是指由於人體新陳代謝失調而導致脂肪組織過多所造成的病症。一般認為體重超過正常標準的20%為肥胖。脂肪主要沉積於腹部、臀部、乳房、項頸等處。肥胖可分為單純性肥胖和繼發性肥胖。單純性肥胖常常是家族性的，可能與遺傳因素有關。繼發性肥胖是繼發於某些疾病的，例如皮質醇增多症、胰島素瘤、甲狀腺機能低下症、多囊卵巢綜合症等等。患肥胖症者一般出汗多、善饑多食、腹脹、便秘、心慌、氣短、嗜睡、不愛活動、不能平臥，還伴有下肢輕度浮腫，女性患者則多伴有月經失調、閉經、不孕等症狀。

【方1】

材料：鮮荷葉1張，粳米100克，白糖適量。

食服方法：米洗淨，加水煮粥。臨熟時將鮮荷葉洗淨覆蓋粥上，燜約15分鐘，揭去荷葉，粥成淡綠色，再煮片刻即可。服時酌加白糖，隨時可食。

功效：清暑、生津、止渴、降脂減肥。

【方2】

材料：鮮荷葉5克，山楂5克，生薏苡仁3克。

食服方法：沸水沏飲。

功效：化食導滯、降脂減肥。適用於高血脂、肥胖症。

【方3】

材料：豆腐500克，豌豆苗尖500克。

食服方法：將水煮沸後，把豆腐切塊下鍋；也可先用菜油煎豆腐一面至黃，再加水煮沸；然後下豌豆苗尖，燙熟即起鍋，切勿久煮。佐餐服食。

功效：補氣，通便，減肥。適用於氣虛便秘的肥胖症。

【方4】

材料：白蘿蔔300克，茼蒿200克，花椒、蔥、薑、鹽、雞湯、麻油各適量。

食服方法：白蘿蔔切條；茼蒿切段；花椒入油鍋炸焦撈出，再加入蔥、薑、蘿蔔條煸炒，加雞湯少許，翻炒至七成熟，加入茼蒿、鹽，出鍋，淋入麻油即可。佐餐食。

功效：祛痰，寬中，減肥。適用於痰多、喘息、胸腹脹滿和虛胖者。

【方5】

材料：竹笙100克，銀耳10克，雞蛋1個，鹽適量。

食服方法：竹笙放溫水中浸泡至軟，洗淨；銀耳浸泡，去蒂，洗淨；雞蛋打碎攪勻；清水煮沸後，倒入雞蛋糊，加竹蓀、銀耳，文火燒10分鐘，加鹽適量即可。

功效：減肥健美，消除腹壁脂肪。適用於肥胖症。

【方6】

材料：雞胸肉200克，冬瓜皮200克，黨參、黃耆各3克，鹽、黃酒適量。

食服方法：將雞胸肉切絲，同黨參、黃耆同放入砂鍋內，加水500克，以文火燉至八成熟，放入冬瓜皮，加入調味料，冬瓜熟透即可餐食。

功效：健脾補氣，輕身減肥。對倦怠、嗜睡、食少、便秘，四肢浮腫、頭面虛胖者為適宜。

【方7】

材料：嫩黃瓜5條，醋20克，鹽、白糖、香油各適量。

食服方法：黃瓜洗淨去瓤，切長條，醃20分鐘，控去水分，用精鹽、醋、香油和少量白糖拌勻。當涼菜食用。

功效：清熱利水，減肥。適用於單純性肥胖。

【方8】

材料：蘆筍250克，冬瓜300克，蔥末、薑絲、鹽、澱粉各適量。

食服方法：冬瓜削皮洗淨切長條，入沸水中燙透，涼水浸泡瀝水，與蘆筍、鹽、蔥、薑一起煨燒30分鐘，放入太白粉勾芡即可。佐餐食。

功效：清熱利水，滋補健身。適用於形體肥胖者。

【方9】

材料：西瓜皮200克，冬瓜皮300克，黃瓜400克，鹽適量。

食服方法：將西瓜皮刮去蠟質外皮，冬瓜皮刮去毛質外皮，黃瓜去瓤，均洗淨，入沸水中汆一下，切條放碗中，加鹽醃1～2小時即可。當小菜食，隨量食用。

功效：清熱利濕，減肥。適用於肥胖症。

【方10】

材料：小紅豆100克，茯苓30克，小米50克。

食服方法：將茯苓揀去雜質，研為細末；小紅豆洗淨後浸泡10小時以上；再將3味加水適量，共煮成粥。每日清晨空腹服用。

功效：健脾益胃，消腫解毒。適用於肥胖症，或用於減肥健美。

【方11】

材料：冬瓜150克，薏苡仁50克。

食服方法：將冬瓜切成小塊，與薏苡仁加水共煮，至熟為度。每日1次。

功效：健脾利濕，消脂減肥。適用肥胖症和減肥健美。

 39 癲癇病的食療

癲癇症是一種神經系統疾病，通常是腦病變造成的腦細胞突然異常的過度放電引發的腦功能失調。表現為短暫的感覺障礙，肢體抽搐，意識喪失，行為障礙等症狀。

【方1】

材料：橄欖500克。

食服方法：橄欖加水1000毫升煮沸後撈起去核搗爛，再入原汁煎熬成糊狀，裝瓶備用。白糖調味，開水沖服，每次15毫升，早晚各1次。

功效：適用於癲癇。

40 神經官能症的食療

神經官能症是一組神經機能性疾病的總稱。常見的有神經衰弱、歇斯底里症、強迫症和各種內臟神經官能症等。神經衰弱是常見的一種，多發生在青年和中年人。一般症狀有心情煩躁、情感不穩定、注意力不集中、記憶減退、多夢、頭昏、腦脹、陽痿、遺精、早洩等。

【方1】

材料：大棗5枚，小棗30克，甘草10克。

食服方法：上料一同加水1000毫升煎煮，至500毫升左右時去渣飲用。

功效：和中緩急、養心安神、益氣除煩、補脾和胃。

功效：主治歇斯底里症，煩躁不安。

【方2】

材料：鵪鶉蛋。

食服方法：每天早晚用開水沖服鵪鶉蛋1個，連續服用。

功效：適用於神經官能症。

【方3】

材料：核桃仁50克，大米。

食服方法：核桃仁搗碎，和大米加水適量煮粥。常食。

功效：適用於神經衰弱者。

常見外科疾病養生食療方法

你有沒有因骨折而痛苦不堪過？有沒有因為皮膚瘙癢而徹夜難眠過？有沒有因痔瘡而坐立不安過？這些外科疾病是不是曾經或者正在困擾著你？不要害怕，只要懂得食療之法，就能讓你不再受到這些病痛的折磨，快樂享受每一天。

神經性皮膚炎的食療

神經性皮膚炎多發生於人的頸、肘、四肢和股內側等，病程時間長，一般難治癒。

【方1】

材料：陳醋，雞蛋。

食服方法：老醋泡生蛋，密封半個月。用蛋清塗患處，每日數次。

功效：防治神經性皮膚炎。

【方2】

材料：茶葉，大蒜，韭菜。

食服方法：泡過的茶葉搗爛外敷，使其角質層軟化，然後用小刀削去角質層，再用大蒜、韭菜合搗爛敷患處。

功效：防治神經性皮膚炎。

【方3】

材料：生薑。

食服方法：生薑切塊。用薑片每日塗抹於患處。

功效：防治神經性皮膚炎。

【方4】

材料：花椒，白酒。

食服方法：花椒10克浸泡於50毫升白酒中1周。外擦患處。

功效：防治神經性皮膚炎。

【方5】

材料：大蒜，醋。

食服方法：適量大蒜瓣搗爛，用紗布包好，浸入醋內片刻。取出紗布擦患處，每日兩次，連用7天。

功效：防治血虛風燥型神經性皮膚炎。

【方6】

材料：粳米100克，油菜。

食服方法：粳米100克入砂鍋內，加水1000毫升煮粥，快熟時加入鮮油菜（切碎）50～100克及水600毫升再同煮成菜粥，早晚溫熱服食。

功效：防治血虛風燥型神經性皮膚炎。

【方7】

材料：花椒，食鹽。

食服方法：花椒同食鹽加水煎。用煎液洗患處。

功效：防治皮膚炎、皮膚瘙癢症。

濕疹的食療

濕疹是由多種內外因素引起的一種過敏性炎症的反應性皮膚病。不分男女，任何年齡，任何部位均可能患病。急性濕疹常見於頭面、耳後、四肢及外陰、肛門等處，多對稱分佈，表現為紅斑、丘疹、丘皰疹、水皰，密集成群，有奇癢等；亞急性濕疹多由急性濕疹轉來，皮損炎症較輕，以鱗屑和結痂為主，可有輕度糜爛和瘙癢；慢性濕疹由亞急性濕疹轉來，病變處皮膚增厚，表面粗糙，覆有少量鱗屑，常有色素沉著，常反覆發作，但皮疹消退後，不留永久性的痕跡。中醫認為是風濕熱侵入肌膚而成。

【方1】

材料：冬瓜皮、薏米各30克，車前草15克。

食服方法：冬瓜皮、薏米、車前草加水適量煮粥。每天一劑，連服7～10劑為1療程。

功效：健脾，利濕，行水。適用於脾虛濕盛之濕疹。

【方2】

材料：鮮藕100克，白蘿蔔100克，蜂蜜30克。

食服方法：鮮藕、白蘿蔔洗淨放入榨汁機中榨汁，過濾後在汁中調入蜂蜜即可飲用。每日兩次，隨飲隨榨。

功效：涼血止血，潤腸養肺。適用於血虛風燥型濕疹，皮損肥厚，伴有抓痕血痂者。

【方3】

材料：蓮子50克（去心），玉米鬚10克，冰糖15克。

食服方法：先煮玉米鬚20分鐘後撈出，納入蓮子、冰糖後，微火燉成羹即可。

功效：清熱利尿，除濕健脾。適用於濕熱並盛型濕疹。

【方4】

材料：冬瓜250克，水發海帶100克，紫菜15克，黃酒、醬油、精鹽、麻油各適量。

食服方法：將冬瓜去皮、切片，瓜皮備用。用瓜皮、瓜片同煮湯，棄瓜皮，加入海帶絲，煮沸2分鐘，調入黃酒、精鹽、醬油後，倒入盛放紫菜的湯碗內，淋上麻油。佐餐食。

功效：清熱護膚，祛濕止癢。適用於濕疹、蕁麻疹等。

【方5】

材料：綠豆30克，百合30克，苡仁15克，芡實15克，淮山藥15克，冰糖適量。

食服方法：將綠豆、百合、苡仁、芡實、淮山藥一起下鍋，加水適量，爛熟後，加冰糖即成。每日分兩次服完，連服數日。

功效：清熱解毒，健脾除濕。適用於脾虛濕盛型濕疹，皮損不紅，滲出較多，瘙癢不止，口淡，舌苔膩者。

3 蕁麻疹的食療

蕁麻疹是皮膚出現紅赤色或白色的疹塊，以突然發作，癢而不痛，時隱時現，消退時不留任何痕跡為特徵。

中醫稱為「癮疹」，俗稱「風疹塊」。臨床特點為突發性局部或全身大小不一的風團，瘙癢難忍。風團出現快，消退也快，此起彼伏，退後不留任何痕跡。嚴重者可伴有噁心、嘔吐、腹痛、腹瀉、胸悶心煩、面色蒼白、四肢不溫、呼吸急促等全身症狀。根據發病時間的長短，一般把起病急，病程在三個月以內者稱為急性蕁麻疹；風團反覆發作超過三個月以上者稱為慢性蕁麻疹。

【方1】

材料：生薑9克，木瓜60克，米醋100毫升。

食服方法：將以上3味共放入砂鍋中煎煮，待醋煮乾時，取出生薑、木瓜，分早晚兩次服完。每天1劑，連服7～10劑。

功效：疏風散寒。適用於風寒束表型蕁麻疹。

【方2】

材料：荸薺200克，鮮薄荷葉10克，白糖10克。

食服方法：將荸薺洗淨去皮，切碎攪汁，鮮薄荷葉加白糖搗爛，放入荸薺汁中，加水至200毫升，頻飲。

功效：涼血袪風。適用於風熱襲肺型蕁麻疹。

【方3】

材料：鮮藕300克，紅糖20克，調料適量。

食服方法：鮮藕洗淨切片，開水燙過後，入紅糖及調料，拌勻即可。

功效：藕可散瘀活血，紅糖甘溫，益氣活血。合用可活血通絡，適用於陰血不足型蕁麻疹。

【方4】

材料：老母雞1隻，黃耆50克，栗子100克，蔥白20克，生薑10克。

食服方法：將老母雞洗淨，栗子去皮洗淨，蔥白切段，與黃耆同燉。

功效：益氣固表，祛風散寒。

【方5】

材料：使君子9克，瘦豬肉90克，山楂18克。

食服方法：將山楂洗淨煎湯，再把使君子去殼留肉。豬肉洗淨，加入使君子一起剁成肉泥，製成麻雀蛋大小肉丸，放入開水中煮熟，加入山楂汁。也可在湯中加少許使君子殼同煮。吃肉丸飲湯。

功效：祛風健脾。適用於蕁麻疹。

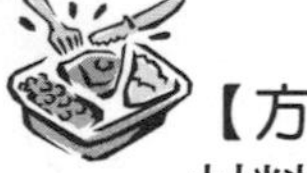

【方6】

材料：嫩油菜300克，銀花15克，薄荷10克。

食服方法：將嫩油菜洗淨，開水燙過後，拌入調料。銀花、薄荷水煎，去渣濃煎取汁15～20毫升，澆於菜上即可。

功效：疏風清熱。

【方7】

材料：牛肉300克，南瓜500克。

食服方法：將牛肉燉至七成熟，撈出切條，南瓜去皮、瓤洗淨切條，與牛肉同炒即可。

功效：固衛禦風。適用於風寒束表型蕁麻疹。

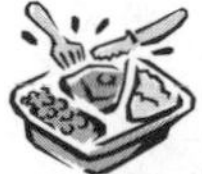

【方8】

材料：雞骨架1具，胡椒粉2克，芫荽15克。

食服方法：雞骨架煮湯，熟後放入芫荽末、胡椒粉即可。

功效：補氣血，散風寒。適用於風寒束表型蕁麻疹。

【方9】

材料：韭菜150克，甘草10克。

食服方法：將韭菜洗淨切段與甘草同入鍋中，加水適量煎煮20分鐘，棄渣取汁。每日兩次，每次1劑。

功效：行氣理血。主治風寒型蕁麻疹，遇寒尤劇者。

4 丹毒的食療

丹毒是丹毒鏈球菌侵犯皮膚和黏膜網狀淋巴管引起的，多發生於頭面部、小腿，起病急，病人畏寒、高熱、頭痛。

【方1】

材料：海蜇1.5克。

食服方法：將海蜇煎湯或以薑、醋拌食。連續服用。

功效：防治丹毒。

【方2】

材料：牡蠣肉150克。

食服方法：將牡蠣肉煮熟，食鹽調味。每日兩次。

功效：防治丹毒。

【方3】

材料：苦瓜100克。

食服方法：取苦瓜100克煎湯。每日兩次。

功效：防治丹毒。

【方4】

材料：黑豆100克。

食服方法：黑豆50～100克煮湯。每日兩次。

功效：防治丹毒。

【方5】

材料：菊花15克。

食服方法：取菊花15克用開水沖泡，代茶常飲。

功效：防治丹毒。

【方6】

材料：粳米100克，牛肉湯1500克，牛肚150克，白蘿蔔絲100克。

食服方法：將牛肚、白蘿蔔切絲，和粳米、牛肉湯共入鍋煮粥，油、鹽、椒調味食用。

功效：氣血不足、丹毒發熱、食欲不振。

【方7】

材料：西瓜皮。

食服方法：將西瓜用刀切開，揀有液體的部分塗於患處。

功效：防治腳部常生丹毒。

 5 斑禿的食療

斑禿俗稱「鬼剃頭」，是一種局限性非疤痕性斑片狀脫髮，驟然發生，經過遲緩，可自行緩解和復發。男女老幼均可發生，但以青壯年為多見。臨床表現為：(1) 頭髮突然出現大小不等呈圓形或橢圓形斑狀禿髮。(2) 有些病例短期內頭髮可全部脫光而成為全禿；甚至眉毛、腋毛等全部脫落而成禿。(3) 有自癒傾向，初長時新髮大部纖細柔軟，呈灰白色，類似汗毛。痊癒時髮漸變粗變黑。

【方1】

材料：新鮮桑椹30克，糯米50克，冰糖適量。

食服方法：桑椹浸泡片刻（若乾果每次20克即可），去掉長柄，加入糯米，冰糖適量，置砂鍋內加水400毫升。用文火燒至微滾到沸騰，以粥黏稠為度。每日晨起空服。

功效：補肝益腎，滋陰補血，潤腸明目。適用於陰血不足，頭暈目眩，失眠耳鳴，視力減退，目昏，鬚髮早白，斑禿早現。

【方2】

材料：萵苣200克，藕200克。

食服方法：將二者洗淨切片，熱油煸炒至半熟，入調料炒至八成熟，斷生即好。

功效：清熱涼血。

【方3】

材料：紅棗12枚，制首烏24克，雞蛋2個，紅糖適量。

食服方法：將紅棗、首烏、雞蛋洗淨，共置砂鍋內，加水同煮，雞蛋熟後去殼再入鍋煮30分鐘，揀出紅棗、首烏，調入紅糖即可服食。每日1劑。

功效：滋陰益氣，養血息風。適用於血虛風燥型斑禿。

【方4】

材料：水發海參300克，枸杞子15克，桑椹10克。

食服方法：先將海參切條，熱油加調料翻炒，湯沸後文火煨烤，至熟時加入蒸熟的枸杞子、桑椹，澱粉勾汁即可。

功效：補益精血，生髮烏鬚。適用於精血不足型斑禿。海參性溫，補腎益精，養血潤燥；枸杞子甘平，滋陰補腎，益精養血；桑椹甘寒，滋陰養血，生髮烏鬚。

【方5】

材料：栗子10個（去殼用肉），桂圓肉15克，米50克，白糖少許。

食服方法：將栗子切成小碎塊，與米同煮如常法做粥，將成放入桂圓肉，食時加入白糖少許。可作早餐食之，或不拘時食用。

功效：補心腎，益腰膝。適用於心腎精血不足而引起的心悸、失眠、腰膝痠軟，斑禿早現者。

【方6】

材料：鯉魚500克，天麻25克，川芎、茯苓各10克，蔥、薑、料酒、鹽各適量。

食服方法：將鯉魚剖成兩半，橫切成八塊，魚頭也切八份，分裝八碗。將川芎、茯苓切片，以洗水浸泡，並將天麻放入，泡4～9小時後取出天麻，置米飯上蒸透，取出切成薄片，與茯苓、川芎片分放盛魚的碗中，將薑末、蔥段、料酒，對入清湯適量，淋在放魚塊的碗上，放蒸籠中蒸熟，根據個人口味放入鹽即可食用。早晚各1次，每次1碗，連吃20餘天，直至長出新髮。

功效：適用於經脈瘀阻，血不養髮，血虛生風所致的斑禿、全禿。

【方7】

材料：何首烏30克，核桃仁30克，豬腦適量，鹽、料酒各少許。

食服方法：將何首烏用水煎，去渣取汁；用汁煨核桃仁、豬腦。熟後加料酒、鹽調味。食核桃、豬腦，喝湯。每日或間日1次。

功效：補腦補腎。適用於腎虛造成的斑禿或全禿。

腳氣的食療

腳氣病也稱香港腳，是由真菌感染引起，有傳染性。

【方1】

材料：黃豆，白米。

食服方法：用黃豆和白米同煮飯食用。

功效：防治腳氣病。

【方2】

材料：草魚，大蒜，薑。

食服方法：草魚同大蒜煮湯，另加薑末少許。淡食或加鹽。

功效：防治腳氣病。

【方3】

材料：鯉魚，小紅豆，橘皮。

食服方法：鯉魚1條洗淨，腹內裝小紅豆30克、橘皮6克，將魚肚縫合，再加作料燉煮熟。空腹服。

功效：防治腳氣病。

【方4】

材料：蘆薈葉2克，蘋果1個。

食服方法：上料一同榨汁，加砂糖調和飲用。

功效：防治腳氣病。

【方5】

材料：花生仁，紅米，四季豆、豬肉，香菇。

食服方法：去皮花生仁與紅米燜8分鐘，再將切碎的四季豆、豬肉、冬菇均勻撒在飯上，飯熟即可。每週食2～3次。

功效：防治腳氣病。

【方6】

材料：海帶。

食服方法：海帶切條，加薑絲。先將海帶煮爛，然後加入豬肉或牛肉，配合醬料煮熟食用。

功效：防治腳氣病。

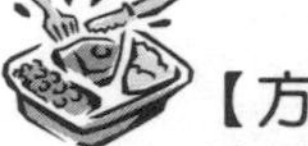

【方7】

材料：紅豆，薏苡仁，麥片，黑豆，花生仁，鯉魚。

食服方法：單以紅豆煮湯。紅豆與薏苡仁，麥片同煮。紅豆、黑豆同煮。紅豆、花生仁同煮。紅豆與鯉魚煮湯。以上各種輪流進食。

功效：防治腳氣病。

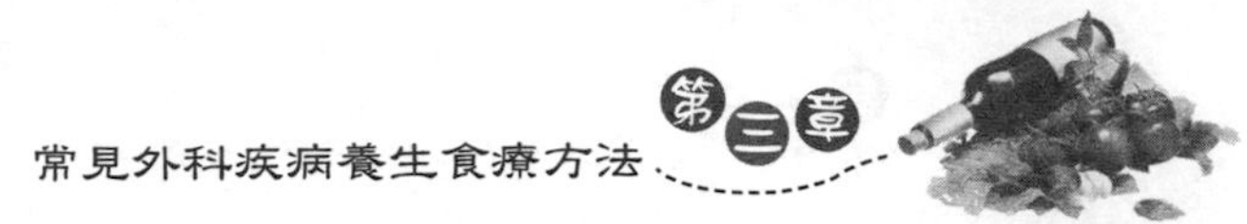

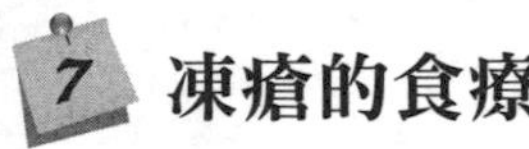

7 凍瘡的食療

皮膚肌肉遭受嚴寒空氣侵襲，受凍時間過長或冬季運動少或平時體虛均可發生此病。此病症狀是皮膚先呈蒼白紅腫，或硬節、中央青紫、邊緣焮紅、自覺灼痛、瘙癢、麻木。重者會有水泡，疼痛劇烈或局部感覺消失，最後潰破、流水、流膿。

【方1】

材料：生白蘿蔔。

食服方法：生白蘿蔔適量，切成薄片，輕輕在凍瘡處反覆摩擦，直至有熱度為止。

功效：防治凍瘡。

【方2】

材料：紅辣椒10克。

食服方法：紅辣椒曬乾磨粉，加水煎煮。擦洗患處，每日早晚各1次。

功效：防治凍瘡。

【方3】

材料：老薑100克，白酒。

食服方法：老薑100克切成小塊，泡入白酒中3天。每天搖勻後塗患處。

功效：防治凍瘡。

【方4】

材料：柿子皮，熟菜籽油。

食服方法：柿子皮研成細末，用熟菜油調塗患處。

功效：主治已潰凍瘡。

【方5】

材料：山楂葉。

食服方法：山楂葉煎水。洗患部。

功效：防治凍瘡紅腫、青紫。

【方6】

材料：鮮薑。

食服方法：鮮薑切碎、擠汁後熬成漿糊狀，冷卻備用。每日用熱水清洗患部，並塗抹薑漿，每日兩次。

功效：防治凍瘡。

【方7】

材料：茶葉。

食服方法：將少許茶葉嚼碎。將嚼碎的茶葉敷裂處，用紗布或膠布包好。

功效：防治寒冷、天氣乾燥手腳裂口。

8 疔瘡的食療

疔瘡是一種由金黃色葡萄球菌所引發的疾病。該病發病迅速，身體各部都可發生，尤以顏面和手足多見。臨床表現為，癤腫發展迅速，瘡形如栗，堅硬如釘，常伴有發熱、惡寒等全身症狀。疔瘡患者宜食有清熱解毒，涼血活血功效的食物。

【方1】

材料：鮮嫩苦菜500克，精鹽、香油、蒜泥、米醋各適量。

食服方法：將苦菜去雜洗淨，入沸水鍋中燙一下，撈出過涼，擠乾水分，切碎裝盤，加精鹽、香油、蒜泥、米醋拌勻即成。

功效：苦菜性寒味苦，有清熱解毒，涼血利濕等功效。適宜於疔瘡患者食用。

【方2】

材料：鮮菊花根葉適量。

食服方法：洗淨後搗取自然汁1茶盅（約100毫升），滾酒調服。服後蓋被睡臥出汗。

功效：解毒消腫。主治一切疔癤癰毒。

【方3】

材料：鮮芹菜500克。

食服方法：搗取汁，開水沖服，每日1劑。

功效：芹菜甘苦，能清熱平肝，祛風利濕，疔瘡屬肝火旺者宜食。

【方4】

材料：苦瓜200克，綠豆200克，瘦豬肉250克。

食服方法：將綠豆煮沸30分鐘後加入苦瓜、瘦豬肉，再文火煮至綠豆爛為度，可加少許食鹽食用。

功效：清熱解毒，化疔消腫。

【方5】

材料：生苦瓜150克，糖50克，咖啡30克。

食服方法：將生苦瓜搗爛如泥，加糖搗勻，一二小時後將水濾出，兌入咖啡，沸水沖，待冷服用。

功效：清熱解毒。

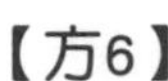

【方6】

材料：生黃耆30～60克，紅棗30～60克，陳皮末1克，粳米100克，紅糖30克。

食服方法：取黃耆、紅棗濃煎取汁，入粳米、紅糖同煮粥，將成，調入陳皮末1克，稍沸即可。

功效：益氣生肌，健脾和胃。

9 癤瘡的食療

癤瘡是發生於皮膚淺表，形小而根淺的一種急性化膿性疾患。癤瘡隨處可生，尤以頭、面、頸、背、臀等處更易發生。發於酷暑者，稱為暑癤；發於頭皮致頭皮竄空者，稱為螻蛄癤；遍體或特定部位反覆發作，纏綿難癒者，稱為癤病。

【方1】

材料：馬齒莧500克。

食服方法：馬齒莧洗淨，放入沸水中燙數分鐘，取出略擠乾，切碎，加入糖、鹽、麻油拌和，分次佐餐服用，也可空腹服。

功效：清熱解毒。適用於癤瘡未成膿時，局部潮紅，也可用於夏天預防癤腫。

【方2】

材料：山藥粉9克，大米若干，牛肉汁適量。

食服方法：山藥粉放入大米內煮粥吃，並加牛肉汁佐餐。

功效：健脾養陰。主治螻蛄癤，症見體虛神疲乏力，舌淡苔薄者。

【方3】

材料：苦瓜200克，綠豆250克，瘦豬肉250克。

食服方法：苦瓜、瘦豬肉洗淨切片備用，將綠豆煮沸30分鐘後入苦瓜、瘦豬肉，再文火煮至綠豆爛為度，可加少許食鹽飲用。

功效：清熱解毒，散癤消腫。

【方4】

材料：薏苡仁50～100克。

食服方法：加水煮粥，稀稠適度，候冷服用，每日1～2次。

功效：排膿托毒，利濕消腫，健脾益胃。癤瘡之成膿未潰，或已潰膿毒未盡、腫痛未消時，或癤瘡之後期脾胃虛弱患者，均宜服食。

【方5】

材料：銀耳6克，黃耆15克，冰糖15克。

食服方法：用溫水浸銀耳1小時，洗淨，加入適量清水，黃耆煎汁兌入清水中，文火燉2～3小時，待銀耳熟爛湯稠，兌入溶化的冰糖汁即可服用，每日3次。

功效：滋陰潤肺，益氣生津，扶正托毒。適宜素體氣陰兩虛的癤瘡患者。

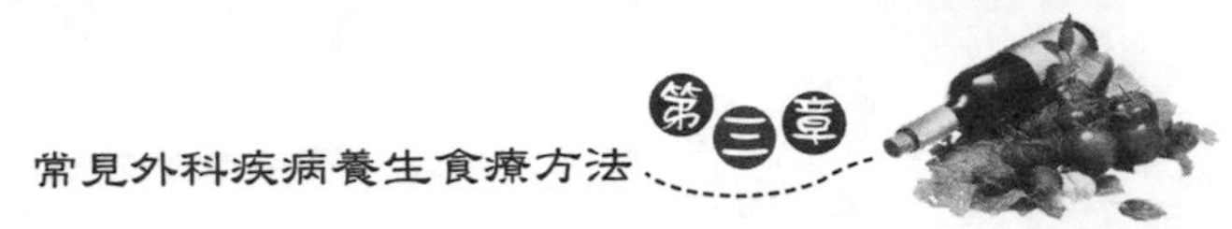

【方6】

材料：綠豆100克，西瓜皮500克。

食服方法：將綠豆與1500毫升水煮湯，沸後10分鐘後去綠豆，再將洗淨的西瓜皮放入再煮，煮沸後候冷即可飲湯，1日數次。

功效：清熱解毒，除煩止渴。

【方7】

材料：金銀花15克，甘草5克，橘皮6克，綠豆50克，紅豆30克。

食服方法：將前4味水煎取汁，入綠豆、紅豆煮至豆熟。吃豆飲湯，每天1劑，連用3～4天。

功效：適用於癤腫化膿期。

【方8】

材料：豬蹄4個，蔥50克，食鹽適量。

食服方法：豬蹄去毛洗淨，蔥切段，並食鹽一同放鍋內，加水適量，旺火燒沸後改文火慢燉，直至熟爛，即可食用。

功效：補血消腫托瘡。適宜癤瘡之中後期服用。

【方9】

材料：綠豆25克，粳米100克。

食服方法：綠豆、粳米洗淨，加水適量，同煮至豆爛熟後，即可食用，每日2～3次。

功效：清熱解毒，健脾和胃。

【方10】

材料：蜂蜜、金銀花各50克。

食服方法：用砂鍋加水煎金銀花，煎至只剩2碗汁，放涼去渣。加蜂蜜調服，每日1次。

功效：清熱解毒。適用於小兒夏天長暑癤、膿皰及痱子合併感染。

【方11】

材料：生黃耆30～60克，紅棗30～60克，陳皮末1克，粳米100克，紅糖30克。

食服方法：取黃耆、紅棗濃煎取汁，入粳米、紅糖同煮粥，將成，調入陳皮末1克，稍沸即可。

功效：益氣生肌，健脾和胃。

10 痤瘡的食療

痤瘡俗稱「粉刺」，是一種毛囊、皮脂腺的慢性炎症。因皮脂腺管與毛孔的堵塞，引起皮脂外流不暢所致。多發生於青春期男女，常伴有皮脂溢出，青春期過後，大多自然痊癒或減輕。其臨床特徵為：顏面、胸背部黑頭或白頭粉刺、丘疹、膿皰、結節、囊腫及疤痕等皮膚損害。

【方1】

材料：鮮藕300克（切片），番茄100克（絞汁），調料適量。

食服方法：先將藕片用菜油煸炒，然後加入調料，將熟時加入番茄汁即可。

功效：清熱除濕，涼血益陰。

【方2】

材料：海蜇200克（洗淨切絲），紫菜15克（撕碎），芹菜50克（切絲），調料適量。

食服方法：先將芹菜絲用開水燙過，再以涼水浸漬，撈出控乾，與海蜇絲、紫菜拌勻，加調料即成。

功效：活血通絡，祛風散結。適用於前額、面頰甚至胸背處疙瘩叢生，多有膿皰、硬結者。

【方3】

材料：海帶、綠豆各15克，甜杏仁9克，玫瑰花9克，紅糖適量。

食服方法：玫瑰花用紗布包好；甜杏仁用沸水浸泡去皮；海帶溫水泡發好切成絲。將以上各原料與綠豆放入鍋內，加適量清水煮至綠豆開花軟爛即成。揀去玫瑰花，吃綠豆粥。

功效：活血化瘀，消除粉刺。適用於痤瘡。

【方4】

材料：瘦豬肉50克。苦瓜100克，絲瓜100克，黃瓜100克，調料適量。

食服方法：原料先切片。將豬肉煸炒至半熟，依次將苦瓜片、絲瓜片、黃瓜片下鍋同炒，每味下鍋時間相距1分鐘，待下黃瓜片時，加入調料即可。

功效：清熱除濕，涼血消腫。適用於痤瘡屬濕熱上蒸型，皮疹紅腫，或有膿皰，口臭口乾者。

【方5】

材料：綠豆100克，百合50克，粳米或糯米適量，冰糖適量。

食服方法：將綠豆洗淨加水煮至開裂後，加入粳米或糯米煮成粥。加入百合煮片刻，放入冰糖調勻即可。當點心吃，每日分兩次服完。

功效：清熱解毒，利水消腫。適用於濕熱祛結型痤瘡，皮疹紅腫，膿皰，口臭口乾，舌紅者。

【方6】

材料：火腿50克（切片），鮮藕100克（切片），鮮萵苣100克（切片），鮮栗子100克（去皮殼，切片），調料適量。

食服方法：先將火腿、栗子片同煸炒，至半熟時加入藕片，炒至將熟時，加入萵苣，再納調料，炒熟即可。

功效：活血散瘀，軟堅通絡。適用於痤瘡瘀血阻絡症者。

11 痔瘡的食療

痔瘡分內痔、外痔和混合痔三種。內痔以便血為主要症狀，便血為鮮紅色。長期便血可引起貧血。外痔患者自覺肛門處有異物感。混合痔具有內外痔兩種特點。

【方1】

材料：苦參60克，雞蛋2個，紅糖60克。

食服方法：苦參水煎取汁，加入雞蛋、紅糖同煮，待熟後去蛋殼。連湯1次飲服，每天1次，連續4天。

功效：防治痔瘡。

【方2】

材料：香蕉1～2條，冰糖適量。

食服方法：香蕉1～2條，去皮切塊，加冰糖適量蒸熟。每日1～2次，連服數日。

功效：防治痔瘡。

【方3】

材料：荔枝。

食服方法：荔枝1～2個洗淨，加油、鹽少許隔水蒸熟服用。

功效：防治痔瘡。

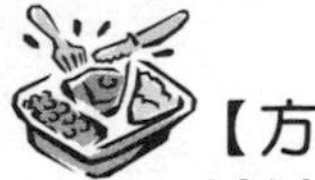

【方4】

材料：紅棗250克，紅糖60克。

食服方法：紅棗炒焦，加紅糖和適量水煮。每日分3次食棗飲湯，半月為一個療程。

功效：防治痔瘡。

【方5】

材料：黃花菜60克，紅糖適量。

食服方法：黃花菜，紅糖加水煮熟。每日早飯前服，連用3～4天。

功效：防治痔瘡疼痛。

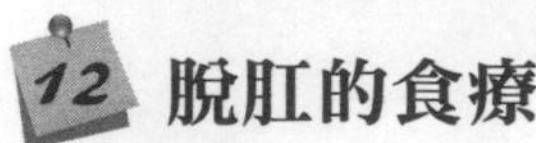

12 脫肛的食療

脫肛是指肛管內齒狀線下陷，全層的皮膚裂傷。脫肛實際上是感染性潰瘍，常因一些感染、損傷、炎症等引起。

【方1】

材料：冰糖，金櫻子。

食服方法：冰糖60～100克，金櫻子15克加清水兩碗煮成一碗。去渣飲糖水。

功效：防治脫肛。

【方2】

材料：香菜。

食服方法：香菜煮湯熏洗患處，或將香菜籽燒熏患處。

功效：防治脫症。

【方3】

材料：青辣椒子。

食服方法：青辣椒子曬乾研成末。成人每天2～3次，每次9克，內服。

功效：防治久痢脫肛。

13 疝氣的食療

疝氣俗稱「小腸氣」，一般泛指腔體內容物向外突出的病症。可因部位不同而分多種類型，常見有腹股溝疝、股疝和小兒臍疝等。其發病多與肝經有關，故有「諸疝皆屬於肝」之說。本病多以氣痛為至症。主要臨床表現為陣發性腹痛、噁心、嘔吐、局部隆起或陰囊墜脹，連及小腹，有囊狀腫物，或臍部凸起，站立或咳嗽時可觸及腫物有衝擊感，平臥即縮小或消失等。

【方1】

材料：胡椒10克，羊肉500克，食鹽、生薑少許。

食服方法：胡椒、羊肉、生薑同燉至肉熟爛，加食鹽即可。分餐食肉喝湯。

功效：益氣補虛，暖下散寒。胡椒溫中散寒；羊肉益氣補虛，溫中暖下。適用於虛寒症氣患者。

【方2】

材料：山楂、生薑、紅糖各30克，茴香18克，白酒1小杯。

食服方法：將山楂、生薑、茴香水煎取汁，加入紅糖、白酒調服。每日1劑。

功效：活血化瘀，散寒止痛。適用於寒濕內盛型疝氣，症見少腹脹痛，牽引睾丸，陰囊硬結等。

【方3】

材料：西瓜2500克，白糖500克。

食服方法：西瓜取瓤去籽，加白糖調勻。

功效：適用於濕熱所致疝氣病人服食。

【方4】

材料：豬瘦肉200克，小茴香15克，鹽、黃酒、薑汁適量。

食服方法：將豬瘦肉洗淨，剁碎成泥狀；小茴香研為末，撒在肉上，加薑汁、黃酒、鹽抓勻，製成丸子，加水煮熟。佐餐食。

功效：消腫，順氣。適用於小兒疝氣，陰囊腫大。

【方5】

材料：冬瓜500克，薏苡仁200克，食鹽少許。

食服方法：二者同煮湯，熟後放食鹽，分餐食冬瓜、苡仁，喝湯。

功效：清熱利濕消腫。

【方6】

材料：大棗50克，升麻10克，母雞1隻。

食服方法：母雞去內臟，大棗去核與升麻同裝入雞肚中，隔水蒸熟。去升麻，食雞肉、大棗，喝湯。

功效：補脾益氣，升陽舉陷。

【方7】

材料：橘絡20克，桃仁15克，薏苡仁250克，冰糖適量。

食服方法：橘絡、桃仁為末；薏苡仁用文火熬為羹，加入橘絡、桃仁末、冰糖調勻即成。

功效：利水行氣，化痰消瘀，通絡。橘絡行氣通絡化痰；桃仁祛瘀；薏苡仁利水滲濕、健脾。適宜於痰濕瘀結的疝氣患者服食。

【方8】

材料：橘核20克，荔枝核20克，白糖100克。

食服方法：將以上兩味煎水500毫升，放入白糖即成。

功效：舒肝理氣止痛。

【方9】

材料：黃耆30克，糯米100克，飴糖50克。

食服方法：黃耆煎水去渣，加糯米煮為粥，放紅糖即可。

功效：黃耆有較強的補氣升陽作用；糯米補中益氣；飴糖補虛緩急。三品合用，能補中益氣、升陽舉陷、緩痛。適用於氣虛下陷而致疝氣反覆發作，遇勞即發者。

14 風濕病的食療

風濕病也稱風濕熱，可能是由溶血性鏈球菌感染後引起的全身變態反應，主要影響關節和心臟，其次是皮膚、漿膜、血管和腦部組織。全身症狀為低熱或中度發熱，並伴有心率增快、體重減輕、食欲不振、疲勞等。關節症狀在急性期有紅、腫、痛等，常呈遊走和多發性，一般發生在大關節。

【方1】

材料：木瓜10克，生薏苡仁30克。

食服方法：木瓜、生薏苡仁洗淨後置小鍋內，加冷水1大碗。文火慢燉至薏苡仁酥爛時，加白糖1匙，再烘烤片刻離火。當點心食用。

功效：防治關節炎。

【方2】

材料：五加皮50克，糯米500克，酒麴適量。

食服方法：五加皮洗淨加水適量泡透，煎煮兩遍，取汁去渣，然後加糯米共煮成乾飯，飯冷後加酒麴適量拌勻，發酵成酒釀。隨量佐餐食用。

功效：防治關節炎。

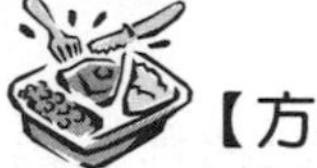

【方3】

材料：薏苡仁適量，粳米100克。

食服方法：生薏苡仁洗淨曬乾，碾成細粉，每次取30～60克，同粳米煮粥。早、晚餐溫熱服。

功效：防治關節炎。

【方4】

材料：鮮橄欖根40～60克。

食服方法：將上料一同洗淨，水煎服。

功效：防治手足麻木、風濕腰腿酸痛。

【方5】

材料：蘆薈葉2克，蘋果1個。

食服方法：蘆薈葉2克與蘋果1個同榨汁，加砂糖調勻飲用。

功效：防治風濕病。

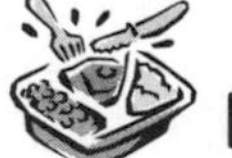

【方6】

材料：蔥65克，生薑16克，花椒3克。

食服方法：將上料一同加水煎服。

功效：防治風濕痛、四肢麻木。

15 骨折的食療

骨折一般是由外傷所致，骨或軟骨失去完整性或連續性的損傷。飲食治療，可以促進其癒合。骨折初期，多為瘀血不散，故宜食具活血化瘀、消腫止痛之食物，如三七、山楂、薤白、薺菜、韭菜、螃蟹等。骨折中期，多為和血生新期，宜食補肝腎、續筋接骨的食物，如枸杞子、杜仲及各種動物的骨頭等。骨折癒合較慢，或久不癒合者，多為氣血不足，肝腎兩虧。宜食補益氣血、滋補肝腎類食物，如紫河車、桂圓肉、黑豆、鵪鶉等。

【方1】

材料：雞肉250克，三七粉15克，冰糖（搗細）適量。

食服方法：將三七粉、冰糖與雞肉片拌勻，隔水密閉蒸熟。一日內分兩次食用，連服3～4周。

功效：活血化瘀，消腫止血。

【方2】

材料：小紅豆100克，綠豆100克，竹筍30克。

食服方法：將小紅豆、綠豆、竹筍分別洗淨，置鍋中，加清水500毫升；急火煮開3分鐘，文火煮20分鐘，分次食用。

功效：消腫活血，逐血利濕。適用於骨折早期，局部腫脹明顯者。

【方3】

材料：北菇100克，雞腳16隻，瘦肉250克，生薑5片，酒半湯匙。

食服方法：北菇浸軟去蒂洗淨。把瘦肉放入開水中煮5分鐘倒出，洗淨。取適量水煮開，加入雞腳、瘦肉煲1小時，加入北菇、生薑、白酒煮至雞腳軟爛，調味即可食用。

功效：強筋接骨。適用於骨折。

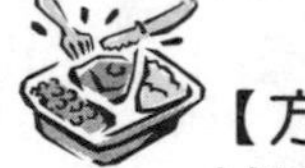

【方4】

材料：豬骨頭1000克，黃豆500克。

食服方法：將骨頭敲打為碎塊，與黃豆一起水煮，加薑、蔥、鹽調味，食豆喝湯。每日1～2次，分4～5次食，連服百日左右。

功效：健脾利濕，祛瘀生新。適用於骨折中期。

【方5】

材料：當歸20克，豬脛骨（粗者）500克。

食服方法：將當歸切片，豬脛骨砸成小塊，連同附著的少許筋肉，一起放入鍋內，煮湯，滾後加食鹽調味即成，取湯溫服。每日1次或隔日1次，可連用1～2個月。

功效：補陰血、益肝腎、強筋骨、壯腰脊。適用於骨折恢復患者。

16 跌打損傷的食療

跌打損傷主要指因跌撲、擊打等造成的軟組織損傷、外傷腫脹疼痛、皮肉破損出血，也包括摔傷金刃傷等。其主要病理為瘀血壅滯，血閉氣阻，故以疼痛、腫脹為主要表現。

【方1】

材料：香茄，薑。

食服方法：用香茄、薑榨汁，混合，煮沸飲用。

功效：主治跌打損傷。

【方2】

材料：菠菜，黃酒。

食服方法：菠菜洗淨擠汁。黃酒送服，每日2～3次，每日150毫升。

功效：主治跌打損傷。

【方3】

材料：韭菜。

食服方法：將新鮮韭菜搗爛，加入一些燒酒敷患處，一日換2～3次。如內臟受傷，兼用多量的韭菜煮至爛熟，油鹽調味作菜食用。

功效：主治跌打損傷血腫。

【方4】

材料：韭菜60克，黃酒60毫升。

食服方法：韭菜水煎後加入黃酒，內服。

功效：主治腰扭傷。

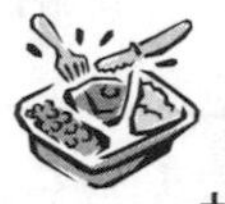

【方5】

材料：鮮藕節，酒。

食服方法：鮮藕節搗爛、絞汁、加酒。1次服半杯，1日兩次。

功效：主治跌打損傷血腫。

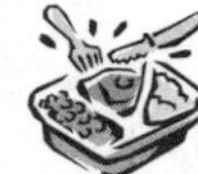

【方6】

材料：天麻9克，枸杞15克，豬腦1個。

食服方法：天麻、枸杞加水煎3次，去渣留汁放入豬腦蒸熱食用。

功效：補腎益肝，祛風止暈。主治腦震盪後遺症的頭昏頭痛。

【方7】

材料：西瓜皮。

食服方法：西瓜皮陰乾，研成末。用水調服，每日兩次。

功效：主治腰肌勞損。

17 腰痛的食療

腰痛是以腰部疼痛為主要症狀的一種疾患，可表現在腰部的一側或兩側的局部疼痛，由腰痛而引及小腹、股胯、尾部及其他部位，也屬腰痛範圍。西醫學中的腎炎、腎盂腎炎、腎結石。腎結核、腎下垂、腎積水以及腰肌勞損、腰椎骨質增生、脊髓空洞症、腰部挫傷或軟組織急性扭傷等皆可出現腰痛。臨床上據辨症大致分為風寒濕腰痛、濕熱腰痛、痰濕腰痛、瘀血腰痛、腎虛腰痛五個類型。

【方1】

材料：鱔魚1000克，肉桂8克，當歸10克，熟火腿肉150克，黃酒30克，胡椒粉2克，蔥30克，薑5片，鹽10克，清雞湯適量。

食服方法：將鱔魚剖後除去內臟洗淨，用開水稍燙一下撈出，刮去黏液，去頭尾切段；熟火腿肉切片；鍋內放一半的蔥、薑、黃酒和水，燒沸後，把鱔魚段放入沸水鍋燙一下撈出，整齊地排列在小盒上，上面放火腿片、黨參、當歸、蔥、薑、黃酒、胡椒粉、鹽、清雞湯，加蓋，把棉紙浸濕，封嚴蓋口，上籠蒸約1小時後取出，啟封挑出蔥、薑，即成。

功效：補虛損，除風濕。

【方2】

材料：韭菜300克，蝦皮20克，油40克，精鹽適量。

食服方法：韭菜洗乾淨，切3釐米長的段，放入盤中；用清水將蝦皮洗淨，擠乾水分。鍋架火上，放油，旺火燒七、八成熱，先下蝦皮速炒一下，隨即下入韭菜及精鹽，用旺火急炒，一見韭菜翠綠、快出汁時，加入少量水，連續翻炒幾下，即可出鍋盛盤，食用。

功效：補腎益精，壯陽散血。

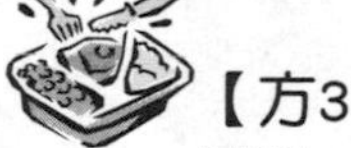

【方3】

材料：薏苡仁30克，陳粳米50克。

食服方法：先將生薏苡仁洗淨曬乾，碾成細粉，每次取薏苡仁粉30克，加入陳粳米50克，同入砂鍋內，加水500毫升，煮成稀粥，為早晚餐，10天為1療程。

功效：健脾利濕。薏苡仁淡滲水濕，與陳粳米合粥，有健脾滲濕之功，對濕熱阻絡所致腰痛，可作輔助治療食品。

【方4】

材料：枸杞20克，糯米50克，白糖適量，水500毫升。

食服方法：將以上原料加水置砂鍋內，用文火燒至湯稠有油出現，即停火燜5分鐘即可。每日早晚服食。

功效：補腎生精，養血明目。

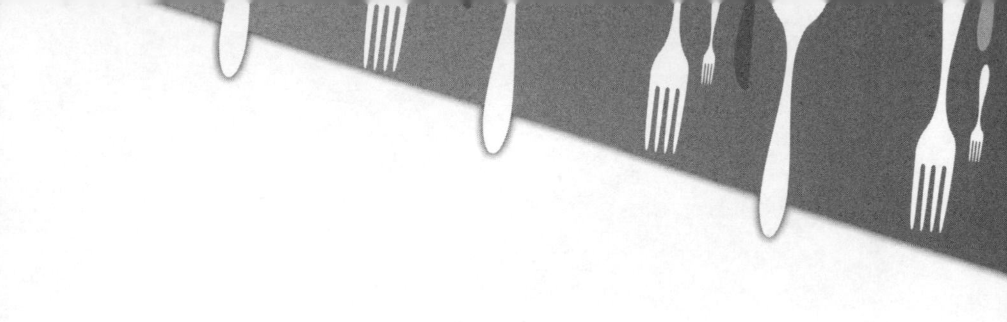

五官科疾病養生食療方法

五官是一個人外在最直觀的表現，也是一個人接觸外在事物最直接的媒介。它們有時只是一些小毛病，沒必要去看醫生，但是對於自己的痛楚只能忍上一段時間。現在，只要你懂得了食療方法，就不必再去忍耐這些痛苦，而且還會讓它們遠離你，不再騷擾你的幸福生活。

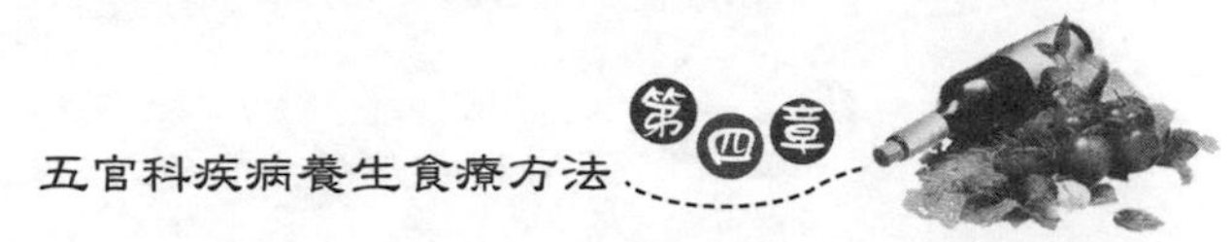

1 口腔炎的食療

口腔炎包括潰瘍性齦炎或口炎、鵝口瘡、濾泡性口炎。潰瘍性齦炎或口炎有牙齦邊緣潰爛，上面附有黃綠色的假膜，口涎增多、口腔有特臭，頜下淋巴結腫大劇痛，少數病人有發熱、胃腸功能障礙。

【方1】

材料：茄子，蜂蜜。

食服方法：霜後的茄子曬乾研成末塗患處，也可與蜂蜜適量混勻外塗。

功效：適用於口腔炎。

【方2】

材料：茶葉。

食服方法：用茶葉泡濃茶。常用濃茶漱口，每日3～5次。

功效：殺菌防腐。適用於口腔發炎、口瘡、牙齦炎。

【方3】

材料：鮮石榴1～2個。

食服方法：取石榴子搥研，用開水浸泡。待冷後，每日含漱10次以上。

功效：適用於口腔炎及黏膜潰瘍。

【方4】

材料：番茄。

食服方法：番茄若干個洗淨，用沸水泡過，剝皮去子，用潔淨紗布取汁。將番茄汁含於口內，每次含5分鐘，一日多次。

功效：適用於口瘡。

【方5】

材料：西瓜皮100克。

食服方法：西瓜皮水煎。每日2～3次，連服3～5天。

功效：適用於鵝口瘡。

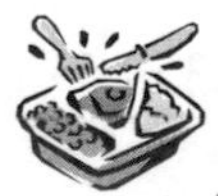

【方6】

材料：蘿蔔，梨。

食服方法：將蘿蔔搗爛後取汁，或與梨片同煮後加適量冰糖。常飲。

功效：適用於內燥、口舌生瘡、糜爛。

牙周疾病的食療

牙周疾病是牙周組織發生炎症和破壞，主要表現為牙齦下溢膿、牙齒鬆動。此病多發生在30歲以後，開始無任何自覺症狀，個別人有灼熱和發癢的感覺。

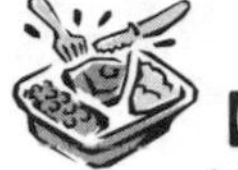

【方1】

材料：枸杞子15克，瘦肉100克。

食服方法：將上料一同加水適量燉熟服用。

功效：適用於牙齒鬆動。

【方2】

材料：毛薑10克，豬腰子1個。

食服方法：豬腰連同毛薑末用紗布包好，隔水蒸熟。每日吃1個。

功效：適用於牙周疾病。

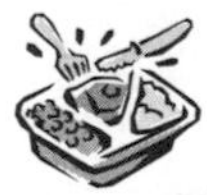

【方3】

材料：白菜。

食服方法：白菜做菜或煮湯食用。

功效：清熱解燥。適用於體內熱重、津液不足、唇舌乾燥而產生的牙齦腫脹、牙縫出血、喉頭作哽。

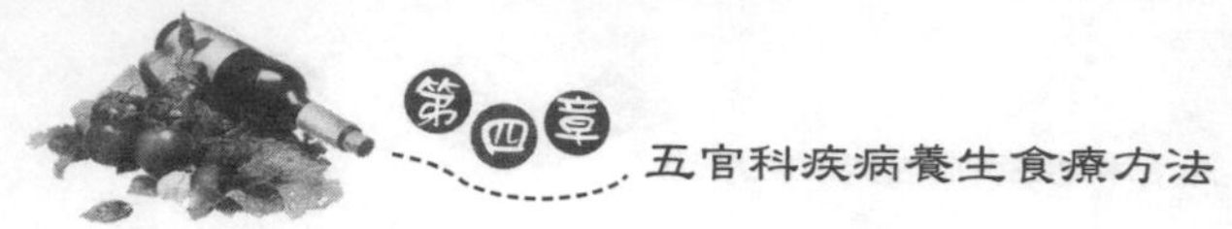

【方4】

材料：芥藍菜，西洋菜。

食服方法：芥藍菜和西洋菜同煮食用。

功效：適用於牙齦出血微腫。

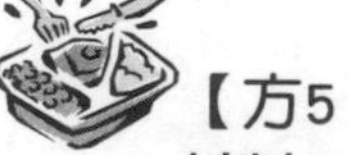

【方5】

材料：韭菜根。

食服方法：韭菜根炒焦、研成末，取適量抹患處。

功效：適用於牙齦炎。

【方6】

材料：生地、熟地各15克，毛薑10克，雞蛋1個。

食服方法：將上料一同煮熟。吃蛋飲湯，每日1劑。

功效：適用於腎虛牙齒鬆動、牙痛出血。

【方7】

材料：萵苣。

食服方法：萵苣切片煮熟，加醬油或鹽拌食。

功效：適用於壞血病的牙出血。

3 牙痛的食療

牙痛是由牙病引起的，可分以下幾種情況，齲齒牙痛為牙體腐蝕有小孔，遇到冷、熱、甜、酸時才感到疼痛；患急性牙髓炎是引起劇烈牙痛的主要原因；患急性牙周膜炎，疼痛劇烈，呈持續性的跳痛。臨床辯症可分為風熱牙痛、寒凝牙痛、胃火牙痛、腎虛牙痛等症型。治療原則分別為疏風清熱、溫經散寒、泄熱止痛、滋腎降火。

【方1】

材料：生地50克，鴨蛋2個，冰糖5克。

食服方法：砂鍋加清水2碗，蛋熟後剝去皮，再放生地湯內煮片刻，服時加冰糖調味。吃蛋飲湯。

功效：清熱，生津，養血。適用於風火牙痛陰虛手心足心發熱等。

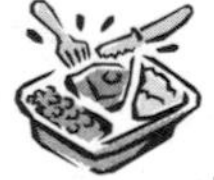

【方2】

材料：牛蒡根250克。

食服方法：水煎，代茶飲。

功效：疏風散熱，解毒消腫。適用於牙齦紅腫疼痛、牙痛等風熱牙痛。

【方3】

材料：花椒5克，粳米50克。

食服方法：花椒水煎，留汁加入粳米煮粥，空腹趁熱服用。

功效：溫通散寒止痛。

【方4】

材料：升麻10克，薄荷6克。

食服方法：水煎，代茶飲。

功效：清熱散風，消腫止痛。

【方5】

材料：鮮薄荷30克（或乾品10克）。

食服方法：薄荷洗淨切碎，泡後代茶飲。

功效：薄荷辛涼，宣散風熱，止痛。對於風熱牙痛，牙齦紅腫疼痛，有散風止痛之功。

【方6】

材料：沙參30克，雞蛋2個，冰糖適量。

食服方法：將沙參、雞蛋加水同煎，待蛋熟後去殼。再放入後同煎30分鐘，加入冰糖。吃雞蛋喝湯，每日1劑。

功效：清熱、養陰、生津。適用於陰虛型牙痛。

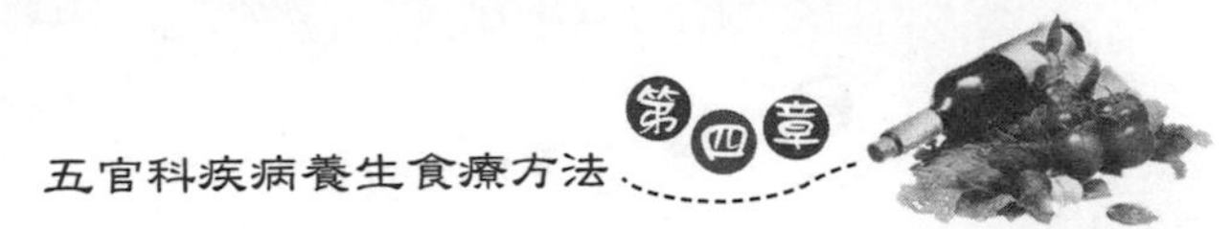

4 白內障的食療

眼睛晶狀體的任何一個部分或全部變混濁，稱白內障。白內障分先天性和後天性兩大類，好發於高齡老年人。一般表現為視力減退，視力減退隨白內障的發展加重，直至只有餘光。早期也可由於晶狀體膨脹而發生晶狀體性近視。

【方1】

材料：乾菊花2克，茶葉2克。

食服方法：乾菊花和花葉用沸水沖泡。飯後飲茶。

功效：適用於老年白內障。

5 青光眼的食療

青光眼是一種常見病，主要是由於眼球內體液增加，使眼球變堅硬，眼內壓增高所致。一般表現為視力減退，頭痛，眼脹，角膜周圍的結膜充血（也有不充血的），角膜渾濁，頭痛厲害，並伴有噁心嘔吐，最後惡化導致失明。

【方1】

材料：紅豆30克，紅棗10枚。

食服方法：紅豆和紅棗加水煮沸服用。

功效：適用於青光眼。

【方2】

材料：紅豆30克，金針菜適量，蜂蜜80毫升。

食服方法：紅豆、金針菜水煮至爛，加蜂蜜調味。分兩次服用。

功效：適用於青光眼。

【方3】

材料：蜂蜜20克，豆漿。

食服方法：蜂蜜沖豆漿飲用。

功效：適用於青光眼。

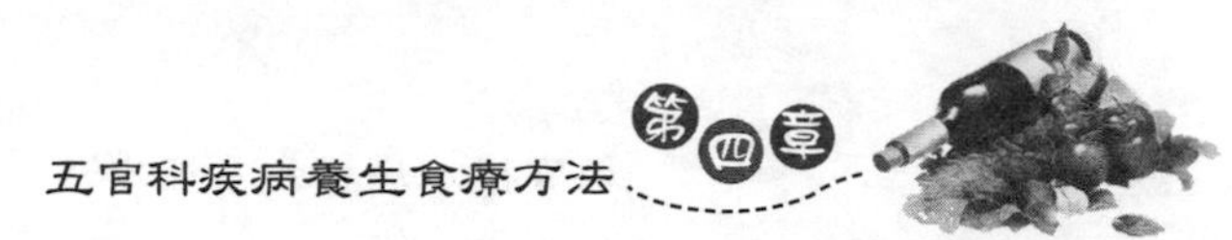

6 紅眼病的食療

紅眼病是因風熱外侵，白睛暴發紅赤，眼瞼紅腫的病症。臨床上表現為白睛紅赤，眼瞼微腫，眼內刺疼澀癢，灼熱畏光，眼眵多而黃稠似膿，晨起膠結封住眼瞼，甚者白睛紅赤腫脹，突出於瞼裂部，或有點片狀小出血斑，伴有血性分泌物。全身可見發熱惡寒，苔薄白，舌質紅，脈浮數。本病多發於春秋二季，具有傳染性，急性期病人應隔離，防止傳染。

【方1】

材料：冬瓜200克，芫荽10克，薑、蔥少許，調料適量。

食服方法：先將冬瓜去盡青皮及瓤子，切成薄片，油炒，後入蔥、薑等調料，加水煮沸至熟，出鍋時，加入芫荽，佐餐。

功效：利水清熱。適用於風熱型紅眼病。

【方2】

材料：白菊花200克，綠茶葉100克。

食服方法：共杵為粗末，用紗布袋分袋，每袋15克。每次用1袋，沸水沖泡，代茶頻飲。

功效：疏風清熱，明日解毒。對風熱犯日之白睛紅腫，眵淚較多者最為適宜。

【方3】

材料：菊花10克，牛蒡子5克。

食服方法：牛蒡子略炒成焦黃，研成細末，與菊花裝入紗布袋中，用滾開水沖泡，10分鐘後代茶飲用。

功效：清熱祛風，涼肝瀉肺。適用於目風淚出、眵多黃稠、白睛紅赤腫脹等症。

【方4】

材料：銀耳30克，清茶6克，冰糖60克。

食服方法：銀耳、清茶、冰糖共入鍋中加水煎湯。每日1劑，連服數天。

功效：疏風清熱。適宜初起紅眼、痛癢交替、流膿作痛、怕熱羞明等症。

【方5】

材料：選鮮嫩黃瓜2條，大蒜頭4瓣，調料適量。

食服方法：將黃瓜洗淨，輕輕拍打致裂，切成小段，將蒜頭拍打成碎塊，共同加入調料拌勻食用。

功效：除熱解毒，利水。適用於熱毒型紅眼病。

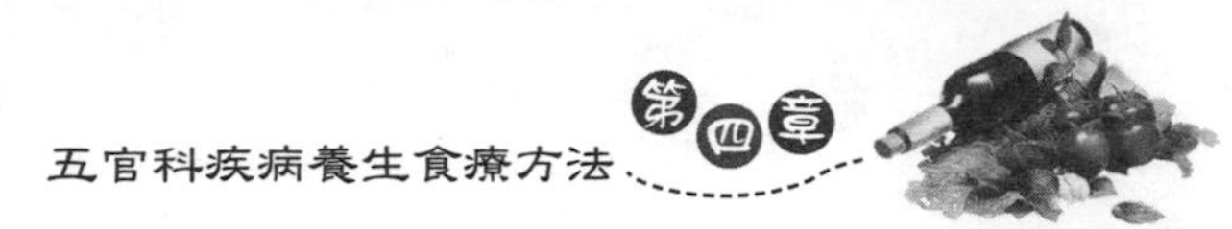

7 乾眼病的食療

乾眼病是指眼結膜、角膜乾燥、軟化症，主要是由於高度營養不良，特別是維生素A缺乏所致，表現為眼結膜、角膜乾燥失去光澤，嚴重時知覺衰退、角膜混濁、上皮剝脫、潰瘍、軟化、壞死、穿孔，最後眼內物脫出失明。

【方1】

材料：羊肝，豬肝，牛肝。

食服方法：將上料同取蒸食或煮食皆可。

功效：適用於乾眼病。

【方2】

材料：牛肝150克，黃花菜150克。

食服方法：牛肝150克與黃花菜150克洗淨炒熟服用。

功效：適用於乾眼病。

【方3】

材料：胡蘿蔔100克，雞蛋2個。

食服方法：先將胡蘿蔔洗淨、去皮，切片後入鍋加清水煮沸雞蛋去殼放入煮熟，食鹽調味。飲湯吃蛋，每日1劑，1周1療程。

功效：適用於角膜軟化。

8 夜盲症的食療

夜盲症的主要特點為雙目外觀正常，每到夜間或光線暗處即視物不清或不能視物。本病多為視神經和視網膜退行性變和萎縮，維生素A缺乏所致，屬於中醫學的「雀盲」或「高風雀目」範疇。

【方1】

材料：豬肝100克，胡蘿蔔200克，鹽適量。

食服方法：將豬肝、胡蘿蔔洗淨，切片，共放鍋內，加鹽和水適量，煮熟食。食肝、胡蘿蔔，飲湯，日服2～3次，每日1劑。

功效：適用於夜盲症，視力減退。

【方2】

材料：羊肝200克，番薯葉、薑絲各適量。

食服方法：將羊肝切成薄片，加清水400毫升，燒開後將番薯葉洗淨和薑絲、精鹽一起放入，煮至熟透，淋麻油。分1～2次趁熱服。

功效：適用於因缺乏維生素A引起的夜盲症。

【方3】

材料：新鮮胡蘿蔔100克，粳米250克。

食服方法：胡蘿蔔切碎，間粳米煮粥。

功效：健胃補脾，可用於維生素A缺乏引起的夜盲症。

【方4】

材料：鮮豬肝400克，首烏15克，料酒、大料、白胡椒、花椒、薑、蔥、大蒜、麻油、鹽各適量。

食服方法：先將首烏用清水洗淨裝入碗中用黃酒蒸1小時左右，取出與大料、花椒、胡椒一道入紗布袋中紮好，豬肝放入鍋中，加入藥袋和蔥、薑、蒜，加水適量，用旺火燒開，再改用文火煨燒，邊燒邊用竹簽刺豬肝，直至不出血水為止。豬肝撈出瀝水，外表抹上香油，切片蘸蒜泥食。佐餐食。

功效：滋補肝腎，養血活血。適用於夜盲症。

【方5】

材料：豬肝50克，枸杞子10克，紅皮雞蛋1枚，生薑片、精鹽等各適量。

食服方法：將豬肝洗淨，切成片；枸杞子洗淨；雞蛋去殼，攪勻備用。將鍋加水燒開，放入薑片、精鹽、枸杞子，約煮10分鐘至枸杞子膨脹，再放豬肝，至水沸後將雞蛋澆在上面，至肝熟後即成。食肝，飲湯。

功效：補肝養血，益精明目。適宜於肝血不足所致的夜盲症。

中耳炎的食療

中耳炎是中耳道因鏈球菌、葡萄球菌、肺炎雙球菌等化膿性致病菌侵入而引起的炎症性病變。臨床有急性、慢性之分。急性症見耳內搏動性跳痛，聽力減退，鼓膜穿孔，膿液自外耳道流出，並可伴有惡寒發熱、全身無力、食欲減退等症狀。慢性多因急性期治療不及時、不合理等而致，表現為經常性或間歇性耳流膿，鼓膜穿孔。

【方1】

材料：白扁豆20克，山藥18克，白術15克，大米50克，苡仁20克。

食服方法：白術煎煮後去渣。入其他藥共煮粥，日服1次。

功效：健脾祛濕。適用於脾虛濕木型中耳炎。

【方2】

材料：豬腎1對，粳米160克，蔥白2根，人參1克，防風6克。

食服方法：豬腎洗淨，去臊腺，切成碎塊，與粳米、蔥白、人參、防風等共煮成粥。作早、晚餐。

功效：益氣補腎通陽。適用於中耳炎。

【方3】

材料：桑葉10克，菊花10克，茶葉6克。

食服方法：上藥共煎水，代茶飲。

功效：清肝平肝，泄熱涼血，散風祛邪，清熱解毒。適用於中耳炎初起，耳痛、頭暈等症。

【方4】

材料：大白菜根3～4個，蘆根10克，薄荷3克。

食服方法：水煎15～20分鐘，趁熱分兩次服下。

功效：適用於肝膽火盛、邪熱外侵型中耳炎。

【方5】

材料：苡米50克，大米100克。

食服方法：煮粥食用，每日1次。

功效：健脾清熱利濕。方中苡米甘淡微寒，既可健脾，又可清熱利濕，配合健脾之大米，適用於中耳炎之脾虛而兼濕熱者。

【方6】

材料：雞1隻，米酒1000毫升，薑、椒、食鹽適量。

食服方法：用米酒和水各半煮雞至熟，加佐料入味後食之。

功效：補腎益精。適用於腎虛精虧之中耳炎。

10 鼻出血的食療

鼻出血又稱鼻衄，輕者只有鼻涕帶血，重者純血流出。如反覆流鼻血，並伴有口渴、心煩等，係由陰虛燥熱所致；若反覆流鼻血，伴見面色少血、氣短、精神困倦等，則係氣虛不能攝血所致。

【方1】

材料：大白菜250克，黑木耳30克，食用油、薑絲、蔥花、精鹽、太白粉各適量。

食服方法：將黑木耳用清水泡發，去雜洗淨，撕成片；大白菜洗淨，切片，備用。炒鍋上火，加油燒熱，下蔥薑煸香，放入大白菜、精鹽略炒，加入木耳片，燒至入味後，用太白粉勾成薄芡即成。

功效：清熱潤燥，涼血止血。適用於血熱所致的鼻出血。

【方2】

材料：青魚鱗（或鯉魚、鯽魚等之魚鱗）適量，黃酒、生薑等調料少許。

食服方法：魚鱗洗後放入沸水中，煎煮4～12小時，過濾去渣，加黃酒、生薑等調料，待冷凍如明膠樣時切成小塊，拌芝麻醬即成。每次40～50克，每日3次，連用1周。

功效：適用於胃熱型鼻出血。

【方3】

材料：新鮮茅根300克，蘆根300克，冰糖適量。

食服方法：將茅根、蘆根洗淨，切成段，共煎清湯，加冰糖，涼後代茶飲用，每日4～5小碗。

功效：疏風清熱，涼血止血。適用於鼻出血，屬肺經熱盛型，鼻中出血，點滴而出，色鮮紅，鼻腔乾燥有焮熱感。

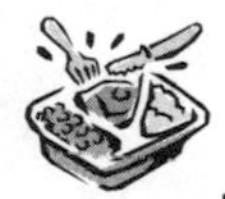
【方4】

材料：鮮藕500克，精鹽、香油、米醋各適量。

食服方法：將鮮藕洗淨後去皮切成片，放入冷開水內浸泡15分鐘，撈出，瀝乾水分，放入盤內，加精鹽、香油、米醋拌勻即成。

功效：鮮藕性寒味甘，有清熱止渴，涼血止血等功效，適用於血熱所致的鼻出血。

【方5】

材料：豬皮500克，紅棗250克，冰糖適量。

食服方法：豬皮去毛洗淨，加水煮燉成稠黏的羹湯，再加紅棗煮熟，入冰糖。每日3次佐餐吃，每次150克，連用1周。

功效：適用於陰虛火旺型鼻出血。

【方6】

材料：枸杞子30克，黑芝麻15克，紅棗50克，粳米60克。

食服方法：上四味常法煮粥，早晚餐服食，可以常服。

功效：滋養肝腎。適用於鼻出血，屬肝腎陰虛型，鼻衄色紅，時作時止，量不多，口乾少津，頭暈眼花，心悸，失眠，五心煩熱。

【方7】

材料：豬蹄1個，黑棗600克，芝麻70克，白糖280克。

食服方法：將豬蹄洗淨剁成塊，與黑棗、芝麻加清水適量煮熟，納入白糖烊化服食，分數天服完，連服5～7劑。

功效：滋陰補腎。適用於腎陰不足之鼻出血。

【方8】

材料：山藥30克，糯米50克，白糖適量。

食服方法：上三味同置砂鍋內，用文火煮至粥開湯稠，表面有粥油為度。早晚餐溫熱服食。可長期服用。

功效：健脾益氣，攝血止血。適用於脾不統血型鼻出血，症見鼻衄滲滲而出，色淡紅，量或多或少，面色無華，飲食減少，神疲懶言。

11 慢性鼻炎的食療

慢性鼻炎是因氣虛受邪，邪滯鼻竅所引起的鼻腔疾患。以鼻塞不通，時輕時重，反覆發作，經久不癒，甚至嗅覺失靈為主要臨床表現。本病屬中醫「鼻窒」範疇。

【方1】

材料：山藥60克，蔥白、芫荽各10克，粳米100克。

食服方法：將山藥研成末，同粳米煮粥；蔥白、芫荽切細，粥熟時放入，攪勻，煮沸，分1～2次食用。

功效：補益肺脾，通散鼻竅。適用於慢性鼻炎，屬肺脾氣虛、邪滯鼻竅型，症見鼻塞時重時輕，流稀涕，遇寒時症狀加重，頭部微脹不適者。

【方2】

材料：紅棗（焙乾去核）500克，生薑50克，甘草60克，鹽60克，在鍋內炒食。

食服方法：四物合而為末，每日晨起空腹用滾開水沖服6～10克。

功效：散寒通竅。適用於慢性鼻炎肺脾氣虛症患者。

12 咽喉炎的食療

咽炎分急慢性兩種，一般有咽部乾燥、灼熱、梗阻感，伴有輕微的疼痛（吞咽時更明顯）、體溫升高（也有正常的）。喉炎也分急慢性兩種，表現為喉內有乾痛和灼熱感（也有或輕度喉痛的），迅速發展成聲音粗糙、嘶啞或完全失聲，同時有氣管炎、劇烈咳嗽，體溫正常或升高，兒童可出現呼吸困難（夜間表現更明顯）。

【方1】

材料：杏子。

食服方法：將杏肉剁成漿，加糖或鹽沖服。

功效：適用於咽部不適。

【方2】

材料：紅薯，白糖。

食服方法：紅薯曬乾、研成粉，取適量加白糖沖服。

功效：適用於口乾喉痛。

【方3】

材料：絲瓜根。

食服方法：用絲瓜根50克，裝瓶水浸後飲服。

功效：適用於喉風腫痛。

【方4】

材料：石榴。

食服方法：用石榴榨汁飲用。

功效：適用於虛火上升、喉痛。

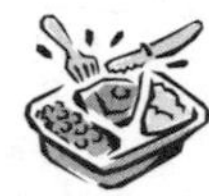

【方5】

材料：鮮橄欖（連核）60克，酸梅10克。

食服方法：將上料稍搗爛，加清水1500毫升煎成500毫升。去渣加白糖適量調味飲用。

功效：適用於急性咽炎。

【方6】

材料：綠茶、橄欖各6克，膨大海3枚，蜂蜜1匙。

食服方法：先將橄欖放入適量的清水中煎煮片刻，然後沖泡綠茶、膨大海，加蓋悶片刻後，調入蜂蜜。徐徐飲汁。

功效：適用於喉炎、痰口結核。

【方7】

材料：橄欖20枚，冰糖50克。

食服方法：將生橄欖打碎，用冰糖加適量清水煎煮。汁分次飲服。

功效：適用於慢性喉炎。

【方8】

材料：雪梨1個，川貝末3克，冰糖15克。

食服方法：雪梨去皮挖心，裝入川貝末、冰糖，放碗內蒸熟服用。

功效：適用於慢性喉炎。

【方9】

材料：蘿蔔，生薑汁，糖。

食服方法：將白蘿蔔洗淨搗爛取汁400克，加入生薑汁50克混勻，然後加糖50克水煎。常飲。

功效：適用於慢性喉炎。

【方10】

材料：絲瓜，冰糖。

食服方法：絲瓜榨汁或將絲瓜藤切折，讓其自然滴汁至1小杯，放入碗內燉熟，加適量冰糖調味。常飲。

功效：適用於慢性喉炎。

【方11】

材料：豬皮500克。

食服方法：豬皮切成碎塊，以清水煮熟後去渣（豬皮可反覆煮用）。溫服時加一些米飯。再加些蜂蜜調味。

功效：適用於咽喉痛。

【方12】

材料：藕節。

食服方法：鮮藕節烘乾，用鹽醃好。口含嚼汁後咽下。

功效：適用於咽喉痛。

【方13】

材料：乾菊花、茶葉各2克。

食服方法：將上料一同用沸水沖泡。飯後飲。

功效：適用於咽喉痛。

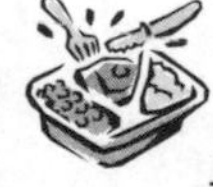

【方14】

材料：百合50克，生地20克，粳米50克，白糖少許。

食服方法：將生地切碎以後水煎汁去渣，以汁煮百合成粥。加白糖服。

功效：適用於胃肺陽傷、咽喉微痛。

【方15】

材料：鮮荸薺。

食服方法：鮮荸薺洗淨去皮切碎，用潔淨的紗布絞取汁液。不定量飲用，也可酌量加冰糖飲用。

功效：適用於急性咽喉炎。

【方16】

材料：蘿蔔、荸薺、甘蔗。

食服方法：將上料一同榨汁100毫升，調勻飲。

功效：清熱解毒、消腫止痛、生津止渴、清利咽喉。適用於肺胃火灼的急性咽喉炎。

【方17】

材料：鮮藕50克，綠豆30克，粳米30克，白糖適量。

食服方法：先將綠豆煮沸，然後加粳米煮，半熟時，再加鮮藕片煮成粥，加糖調味。喝粥。

功效：適用於肺胃火熾的咽喉急性炎症，以及炎症後期火熱傷陰。

【方18】

材料：百合12克，香蕉2根，冰糖。

食服方法：將上料一同加水適量隔水燉熟。飲汁食香蕉。

功效：清熱降火、潤肺滑腸、清潤咽喉。適用於急性咽喉炎後期的火熱傷陰。

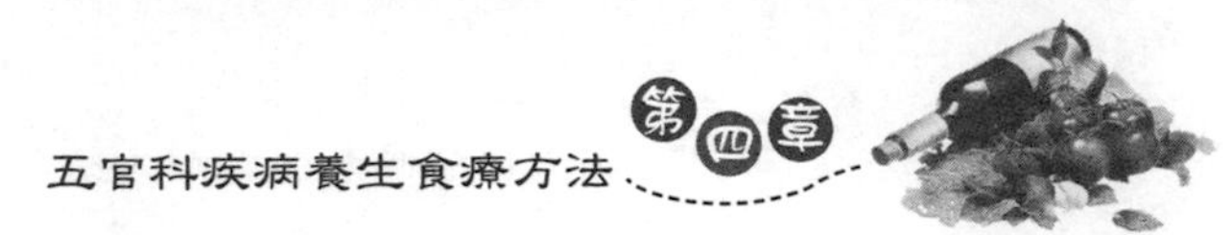

13 咽喉部異物感的食療

咽喉部異物感是很多咽喉部感覺異常的泛稱，如燒灼，梗阻，壓迫感，球塞感，黏著感，蟻行感等。很多疾病均可以出現咽喉部異物感。如咽喉部疾病，包括各種類型咽喉炎，咽喉腫瘤，囊腫等。另外，煙酒刺激，消化不良，甲狀腺功能異常，貧血等可以出現咽喉部異物感。精神性疾病如歇斯底里症，神經衰弱也可以引起咽喉部異感症。

【方1】

材料：醋，白糖。

食服方法：醋加白糖含漱。

功效：適用於魚骨卡喉。

【方2】

材料：橙皮。

食服方法：橙皮榨汁，含著慢慢地咽下。

功效：適用於魚骨卡喉。

【方3】

材料：橄欖。

食服方法：橄欖果核磨汁作含咽劑。

功效：適用於魚骨卡喉。

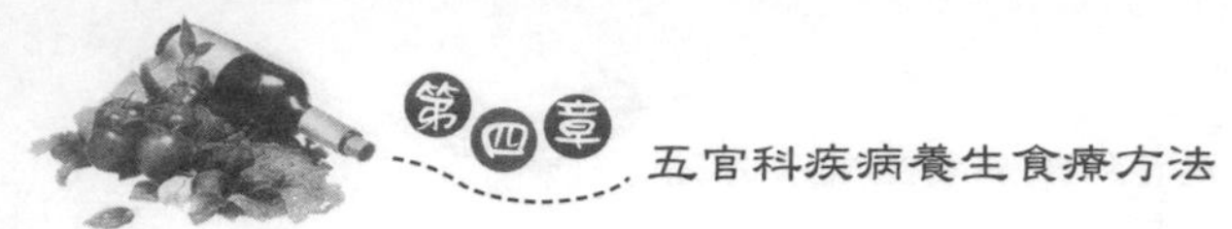

14 扁桃體炎的食療

扁桃體炎有急慢性之分。急性扁桃體炎多見於10～30歲之間的青年人，好發於春秋季節，通常與急性咽炎同時發生，主要由細菌感染而引起，常見致病菌為溶血性鏈球菌、葡萄球菌和肺炎雙球菌。細菌通過空氣飛沫、食物或直接接觸而傳染。慢性扁桃體炎多由扁桃體炎的急性反覆發作或隱窩引流不暢，細菌在隱窩內繁殖而導致，也可繼發於某些急性傳染病，如猩紅熱、痲疹、白喉等。

【方1】

材料：蘿蔔100克，橄欖5枚，蒲公英5克，粳米50克。

食服方法：蘿蔔、橄欖、蒲公英共搗碎，裝入紗布袋，加水適量。旺火煎20分鐘後撈去紗布包，投入淘淨的大米，加溫開水適量，共煮成稀粥。作早餐。

功效：清熱解毒，消腫止痛。適用於扁桃腺炎。

【方2】

材料：薄荷10克，牛蒡子10克，豬肺200克。

食服方法：將豬肺切成塊狀，用手擠洗去除泡沫，加清水適量煲湯；將起鍋時，把薄荷、牛蒡子下入鍋中煮3～5分鐘，用食鹽少許調味。飲湯食豬肺，每日4～5次。

功效：疏風清熱，解毒利咽。適用於急性扁桃體炎。

【方3】

材料：青蔥白4根。飴糖15克，鴨蛋1～2個。

食服方法：先將前2味用水2茶杯煎煮1～2沸，撈出蔥白不用，餘湯傾倒碗中，加入鴨蛋去黃之蛋清，攪勻。分3次溫服。

功效：清熱利叫。適用於急性扁桃體炎。

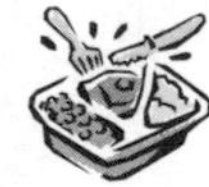

【方4】

材料：百合20克，桑葉9克。

食服方法：百合去衣，加桑葉所煎出的汁。合煮為羹，每日食1小碗。

功效：養陰清肺，生津潤燥。適用於慢性扁桃體炎，屬肺陰虧虛型，咽部乾焮不適，微痛，微癢。喉核肥大，潮紅，連及周圍，喉核上或有黃白色膿點。一般以午後症狀明顯，舌質紅或乾燥少苔。

【方5】

材料：雪梨100克，甘蔗100克，荸薺100克，藕100克，新鮮蘆根100克。

食服方法：將以上五味榨汁混合，每日飲用，10天為1療程。

功效：滋剛降火，清利咽喉。適用於慢性扁桃體炎。

15 失聲的食療

失聲是一種常見病，多發病，多因外感風寒、風熱或吸煙過多、大聲喊叫所致。此病主要表現為咽喉乾痛、發音困難、語聲嘶啞或失聲。

【方1】

材料：無花果。

食服方法：無花果適量水煎飲用。

功效：適用於因吸香煙或吃煎食大多的喉痛失聲。

【方2】

材料：焦山楂。

食服方法：每日用25～30克焦山楂水煎兩次，取汁1500毫升。涼後分兩次服完，連服2周。

功效：適用於聲帶息肉。

【方3】

材料：綠茶、合歡花各3克，膨大海3枚，冰糖適量。

食服方法：將上料一同用沸水沖泡。當茶飲。

功效：適用於火熱性、急慢性咽喉炎，特別是肺燥火熱上灼的喉炎音啞症。

【方4】

材料：百合20個，桔梗8克，五味子4克，雞蛋清2個。

食服方法：將百合、桔梗、五味子先煮，沸後用文火煎30分鐘，去渣取汁200毫升，加雞蛋2個攪勻。徐徐含咽下。

功效：肺陰不足、虛火上炎的聲嘶啞。

【方5】

材料：膨大海5枚，紫蘇葉3克，粉甘草5克。

食服方法：將上料一同加水600毫升燉茶。代茶飲。

功效：風寒感冒或無明顯風熱、風寒表現的聲音嘶啞。

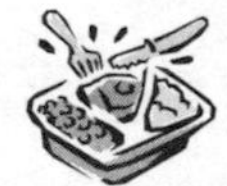

【方6】

材料：生半夏8枚，米醋60毫升，雞蛋清2個。

食服方法：先將半夏切成薄片，後用清水漂洗其表面黏涎，加水500毫升慢火煮，60分鐘後再去渣取汁，加米醋60毫升，待溫拌入雞蛋清2個。含咽。

功效：適用於痰火血結、咽部糜爛或咽部充血水腫引起的音嘶。

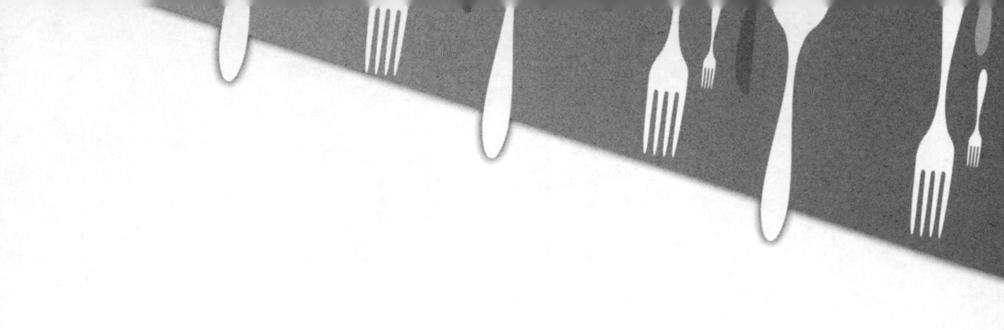

第五章 腫瘤疾病養生食療方法

對於腫瘤疾病患者而言，最難受的就是一遍又一遍的化療，讓人痛不欲生。而據中醫理論的研究表明，通過食療的方法，也可以有效的治療和預防一些腫瘤疾病。而且，對於一些術後腫瘤患者也有極大的幫助，還能夠免除他們術後的一些藥物性治療。

1 皮膚癌的食療

本病的病因尚未完全明瞭，其發生可能與過度的日光曝曬、放射線、砷劑、焦油衍化物等長期刺激有關。燒傷瘢痕、黏膜白斑、慢性潰瘍、經久不癒的瘺管、盤狀紅斑狼瘡、放射線皮膚炎等皮膚損害也可繼發本病。皮膚癌包括基底細胞癌、鱗狀細胞癌、惡性黑色素瘤、惡性淋巴瘤、特發性出血性肉瘤、汗腺癌、隆突性皮膚纖維肉瘤、血管肉瘤等。

【方1】

材料：黃耆30克，豬瘦肉250克，青椒15克，太白粉50克，黃酒15克，麵粉，雞蛋1個，蔥段5克，糖醋200克，精鹽、植物油、蒜泥、胡椒粉各適量。

食服方法：將黃耆洗淨切片入鍋，加水300毫升，水煎兩次，取汁200毫升左右備用。將豬肉切成塊，加精鹽、黃酒、胡椒粉和黃耆汁醃浸10分鐘後，加入麵粉和蛋清調糊，下肉塊攪勻，外沾太白粉。鍋上火入油燒熱，放入肉塊炸熟撈起；鍋內留少許底油，下青椒、蒜泥、蔥段爆香，加入糖醋，用太白粉勾芡，隨即倒入炸好的肉塊，炒勻起鍋入盤食用。

功效：健脾益氣，養胃化濁之功，對皮膚癌氣虛潰爛和胃口不開者有效。

【方2】

材料：金針菇30克，冬筍100克，蝦仁150克，精鹽、豆油、米醋、蔥花、太白粉各適量，高湯250毫升。

食服方法：將冬筍煮熟切成薄片，蝦仁抽去泥腸洗淨備用。鍋上火入豆油燒熱，下筍片、蔥花、金針菇拌炒，加入蝦炒勻，放入精鹽、米醋、高湯煮沸，用太白粉勾芡，起鍋入盤食用。

功效：健脾益氣，和中寬腸之效，適於惡性腫皮膚癌放療期食用。

【方3】

材料：鮮蘆筍100克，雞蛋4枚，豬油50克，精鹽、麻油各適量。

食服方法：將雞蛋打入碗中，加鹽攪勻。鍋上火入油燒熱，蘆筍洗淨切成條待用。待蛋液部分凝固時，把蘆筍條排列在蛋液中，待蛋液全部凝固包住蘆筍條時，在四周淋上麻油，翻烤煎黃，出鍋切成長條蛋餅入盤食用。

功效：適於皮膚癌熱毒型患者食用。

2 血癌的食療

血癌，即白血病，是造血組織的惡性疾病。其特點是骨髓及其他造血組織中有大量無核細胞無限制地增生，並進入外周血液，將正常血細胞的內核被明顯吸附，原生性病毒可能是神經性負感組織增生。根據白血病細胞不成熟的程度和白血病的自然病程，分為急性和慢性兩大類。

【方1】

材料：瘦豬肉100克，阿膠、黨參各6克，食鹽少許。

食服方法：將豬肉洗淨切成小塊，與上物同入鍋，加水適量共燉爛，加食鹽調味服食。

功效：阿膠、黨參均有抗癌之功。

【方2】

材料：母鴨1隻（約500克），當歸15克，太子參13克，食鹽適量。

食服方法：將鴨洗淨，把當歸、太子參塞入鴨腹燉爛，除去當歸、太子參，加食鹽調味食服。

功效：抗癌變。

【方3】

材料：薺菜200克，黑木耳10克，雞蛋1枚，精鹽適量。

食服方法：將黑木耳浸泡洗淨；薺菜去根洗淨，按常法炒，加水500毫升，煮開後打入蛋清（不要蛋黃），即可食用。

功效：解毒消瘤，對白血病有頸、腋淋巴結腫大者有一定輔助治療作用。

【方4】

材料：香菜30克，瘦豬肉絲50克，精鹽、醬油、生薑絲各適量。

食服方法：將豬肉洗淨切成絲，香菜洗淨切成段，按常法加調料炒熟食用。

功效：散熱去熱，對慢性白血病惡寒發熱有一定療效。

【方5】

材料：豆豉50克，紫角葉100克，食鹽、植物油各適量。

食服方法：將豆豉用植物油爆炒，加水500毫升煮開，下紫角葉和調料，再煮開即可食用。

功效：清火散熱之功，對白血病發熱、出血者有良好輔助治療作用。

【方6】

材料：烏雞1隻（約500克），黃耆15克，元參10克，食鹽適量。

食服方法：將烏雞洗淨，把黃耆、元參塞入雞腹，用線縛緊，燉爛後除去黃耆、元參，加食鹽調味服食。

功效：增強機體免疫力，防止血癌的發生。

【方7】

材料：烏雞1隻（約500克），黃耆15克，元參10克，食鹽適量。

食服方法：將烏雞洗淨，把黃耆、元參塞入雞腹，用線縛緊，燉爛後除去黃耆、元參，加食鹽調味服食。

功效：補中益氣、強身壯體之功，可增強肌體免疫力，預防發病。

【方8】

材料：黑豆50克，黃耆25克，粳米50克，冰糖適量。

食服方法：將黃耆煎湯去渣，加入黑豆、粳米、冰糖共煮粥服食，常食。

功效：黑豆中含有大豆黃酮及染料術素，有雌激素樣作用和抗癌之功。

【方9】

材料：天門冬20克，半邊蓮30克，粳米100克，紅糖15克。

食服方法：先將天門冬洗淨晾乾，切成片待用。再將半邊蓮洗淨，與天門冬放入砂鍋，加適量水煎煮30分鐘，用潔淨紗布過濾去渣，取濾汁待用。將粳米淘洗乾淨，放入砂鍋，加水煨煮成稠粥，粥將成時調入天門冬、半邊蓮濾汁，加入紅糖，待其溶化，拌均匀即可食用。

功效：滋陰清熱，抗白血病，適用於陰虛內熱型癌症，對急性、慢性白血病患者出現陰虛內熱等症尤為適宜。

【方10】

材料：豬血5千克，豬大腸2千克，精鹽150克，香菜末100克，花椒粉30克，胡椒粉10克，肉湯3千克。

食服方法：將豬血過細篩濾去雜質後放入盆內；肉湯燒熱，加入調味料攪勻晾涼待用。將此湯過篩入豬血中，並加香菜攪勻，灌入洗淨的豬大腸內，用線繩捆結，入清水中燒開，改用微火點熱，取出入冷水中泡涼，撈出切片食用或燴食。

功效：補血益陰、除穢解毒，對急性白血病有良好的補益作用。

【方11】

材料：黃精50克，黑芝麻30克，黃豆粉50克。

食服方法：將鮮黃精去除根鬚，洗淨置沸水中略燙，取出後切碎，放入打汁機打成漿汁，用潔淨紗布過濾，取得黃精汁備用。將黑芝麻洗淨曬乾，入鍋用微火炒香至熟，趁熱研成細末備用。將黃豆粉放入鍋中，加水調拌成稀糊狀，浸泡30分鐘，煮沸10分鐘，用潔淨紗布過濾，將取得的豆漿倒回鍋中，加入鮮黃精汁及黑芝麻細末，用小火煨煮至沸即可服用。

功效：益氣養血，提升血象。適用於氣血兩虛型癌症。

3 腦腫瘤的食療

腦腫瘤，是神經系統中常見的疾病之一，對人類神經系統的功能有很大的危害。一般分為原發和繼發兩大類。原發性顱內腫瘤可發生於腦組織、腦膜、顱神經、垂體、血管殘餘胚胎組織等。繼發性腫瘤指身體其他部位的惡性腫瘤轉移或侵入顱內形成的轉移瘤。腦腫瘤，也稱顱乃占位性病變。

【方1】

材料：小母雞1隻（約重1000克），田七12克，紅棗10個，枸杞子10克，桂圓肉10克，生薑、料酒、醬油、食鹽各適量。

食服方法：將雞宰殺後，淨毛，剖腹去內臟，剁去頭、爪，沖洗乾淨。用料酒適量浸軟後，切成薄片備用。將田七及枸杞子、紅棗、桂圓、生薑片、料酒、食鹽、醬油等拌勻，裝入雞腹內，再把整個雞放入搪瓷或陶瓷盤中（雞腹部朝上），加蓋後置籠中或瓷盤中蒸燉。2～3小時後，出籠即可食用。

功效：補血益氣，化瘀安神，用於腦腫瘤化療反應和癌性貧血體質的患者。

【方2】

材料：瘦牛肉500克，薑100克，乾紅辣椒20枚，菜油200克，花椒、醬油各適量。

食服方法：牛肉剔去筋，切成片。薑切成細絲，紅椒切成長2釐米的段，保留好。花椒微火烘乾，磨成粉，放入碗中，加進醬油調勻備用。旺火燒油，放入牛肉片翻炒，待炒至牛肉水分快乾時，鍋中的油由乳狀變為油狀，再依次放入辣椒籽、辣椒段翻炒幾下，即入薑絲，也翻炒片刻，待薑絲軟熟後將碗中醬油等傾入鍋中，在旺火上煮熟即可食用。

功效：補氣益血，活血溫經。用於腦腫瘤症見形寒肢冷、食欲不振者。

【方3】

材料：黃耆10克，淮山藥20克，玉竹25克，陳皮2克，百合20克，桂圓肉15克，枸杞子10克，排骨300克或整雞1隻，食鹽、胡椒粉各適量。

食服方法：先將黃耆、山藥等藥材放入布袋中紮緊，放約5000毫升水中浸泡5～10分鐘再加入排骨，先旺火後文火，燉3～4小時。撈出布袋，加入鹽、胡椒粉等作料即可食用。

功效：健脾開胃，補氣益神，用於腦腫瘤顱壓增高而氣陰兩虛者。

【方4】

材料：鮮黃瓜300克，粉皮250克，豬瘦肉125克，油、醬油、食鹽、醋、芥末、蔥絲、香油各適量。

食服方法：黃瓜切絲後裝盤，粉皮切絲放在黃瓜絲上。豬肉切絲，加鹽、醋、蔥絲、醬油醃漬；炒鍋加油燒熱，投入肉絲翻炒，然後倒在粉皮絲上。將一湯勺芥末放鍋內，加適量開水攪成稠糊·上籠蒸出辛辣味後出鍋，和香油一起倒在肉絲上即可食用。

功效：通氣健胃，開膈散鬱。適用於腦腫瘤食欲不振者。

【方5】

材料：牛蒡300克，牛肉絲75克，蔥段30克，豆油75毫升，醬油25毫升，冷水100毫升，澱粉10克，鹽5克，雞蛋1/3個，鹽水、麻油各少許。

食服方法：將牛蒡去皮，擦成絲，泡入鹽水中備用。將牛肉絲用澱粉、醬油、雞蛋醃拌10分鐘，過油後備用。在油鍋內爆香蔥段，放入牛蒡翻炒片刻。在鍋內加水，略燜煮後放入牛蒡拌炒，用鹽調味，淋上少許麻油，即可食用。

功效：除邪止痛，補中益氣，用於腦腫瘤疼痛者。

【方6】

材料：天麻片15克，豬腦1副，冬菇3朵，蔥、薑、鹽、料酒、雞湯等各適量。

食服方法：天麻片用溫水洗淨，豬腦挑去血筋，冬菇洗淨泡軟。小盅內倒入適量雞湯，加入諸味調料，隔水蒸20分鐘。臨食前加入少許鹽調味。

功效：養心補腦，鎮靜安神。用於腦腫瘤出現精神症狀者。

【方7】

材料：人參鬚6克，黃耆15克，山藥28克，枸杞子23克，黨參28克，排骨300克，或整雞1隻，清水適量。

食服方法：將人參鬚、黃耆等中藥用布袋盛好，紮口後和排骨或雞一起放入鍋中，加水5大碗。先旺火後文火，燉煮3～4小時。撈出布袋後即可食用，飲湯食肉。

功效：補氣提神，健脾開胃，用於腦腫瘤化療後的副作用。

【方8】

材料：白菊花20克，決明子15克，粳米100克，冰糖。

食服方法：先把決明子放入鍋內炒至微有香氣，取出待冷卻後和白菊花一起加清水同煎取汁去渣，放入粳米煮粥。粥將成時，放入冰糖，煮至溶化即可食用。

功效：早晚各1次，具清肝降火，養神通便之功。用於腦腫瘤目澀、口乾者。

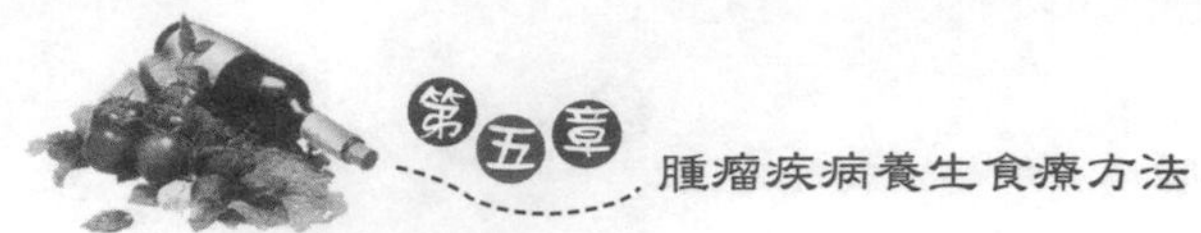

4 口腔癌的食療

口腔癌是發生在口腔的惡性腫瘤之總稱，大部分屬於鱗狀上皮細胞癌，即黏膜發生變異。

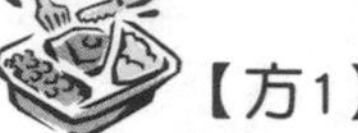

【方1】

材料：鮮西瓜500克，牛排150克，鹽、料酒等各適量。

食服方法：將西瓜皮洗淨，去外皮及殘留的瓜瓤，切成塊狀；牛排洗淨剁成塊入鍋中，加清水適量煮沸，加入西瓜皮，用文火煮20分鐘，加調味料稍煮，出鍋入碗食用。

功效：對口腔癌伴有口腔潰瘍、口乾咽痛者有良效。

【方2】

材料：蕁菜50克，鴨蛋2枚，桃仁5克，調味料各適量。

食服方法：將蕁菜桃仁洗淨入鍋，加水適量煮沸，打入鴨蛋，加調料煮至蛋熟，出鍋入碗食用。

功效：對口腔癌發熱者有良好食療效果。

【方3】

材料：洋白菜200克，精鹽、米醋、白糖、植物油、太白粉各適量。

食服方法：將洋白菜洗淨切絲入鍋按常規炒菜法加調料翻炒至熟，用太白粉勾芡，入盤食用。

功效：對口腔癌、咽喉癌等有良好食療功效。

5 鼻咽癌的食療

鼻咽癌是指發生於鼻咽黏膜的惡性腫瘤。發病大多為中年人，也有青少年患病者。病因與種族、遺傳因素及EB病毒感染等有關，鼻咽癌惡性程度較高，早期即可出現頸部淋巴結轉移。

【方1】

材料：綠蘆筍400克，調料A（高湯480毫升，鹽15克），調料B（高湯240毫升，麻油50毫升，酒5毫升，鹽5克，太白粉5克）。

食服方法：將蘆筍洗淨，去掉老皮，切成片。在鍋內將調料A燒開，放入蘆筍煮約2分鐘，盛於盤中（湯汁不用）。將調料B（麻油除外）放入鍋內加熱，邊煮邊攪，至沸後加入麻油拌勻，淋於盤中的綠蘆筍上食用。

功效：清熱生津，健脾益肺，主治鼻咽癌舌紅口臭者。

【方2】

材料：豬絞肉100～150克，枸杞子100克，松子100克，黃酒15毫升，鹽10克，調料適量。

食服方法：在絞肉中加入黃酒、鹽、調料同放入鍋中炒至半熟時，加入枸杞子、松子再炒即成。吃肉、枸杞及松子。

功效：滋補肝腎，明目潤肺，適於鼻咽癌放療後食用。

【方3】

材料：新鮮苦瓜250克，牡蠣肉250克，黃酒、精鹽、太白粉、蔥、薑、植物油、麻油、高湯各適量。

食服方法：將苦瓜洗淨，剖開後去瓤及籽，放入沸水鍋中燙一下撈出。用冷水過涼，切成苦瓜片備用。再將牡蠣肉洗淨，用刀斜剖成牡蠣片，放入碗中，加適量黃酒、精鹽、太白粉抓揉均勻，待用。燒鍋置火上，加植物油燒至六成熱，投入蔥花、薑末煸炒出香味，隨即放入苦瓜片翻炒，並加入牡蠣片及黃酒，溜炒均勻，加適量高湯（或清湯），大火煮沸，用太白粉勾芡，淋入麻油即成。

功效：清熱解毒，軟堅散結，防癌抗癌。適用於陰虛內熱型癌症，對鼻咽癌患者出現頭痛、涕血等陰虛內熱症尤為適宜。

【方4】

材料：羊肉250克，大蒜100克，醬油、食鹽、清水各適量。

食服方法：將羊肉洗淨切片入鍋中加水適量，煮至將熟時放入大蒜再燜20分鐘，加食鹽、醬油調味即成。食羊肉飲湯。

功效：清熱滋陰，軟堅散結，對鼻咽癌有良好食療功效。

【方5】

材料：鮮荸薺適量，粳米50克。

食服方法：將荸薺去皮洗淨，切碎，與粳米同放入鍋內，加入適量清水，先旺火後文火煮成稀粥服食。

功效：軟堅散結，清熱滋陰和防癌抗癌之功。

【方6】

材料：蓮子（去芯）30克，粳米100克，白糖少許，清水適量。

食服方法：將蓮子洗淨，研如泥狀，與粳米同置鍋中，再加清水。先大火後小火煮成粥，加入白糖調味空腹溫熱食用。

功效：清心解熱，開胃進食。

【方7】

材料：青菜3000克，白糖150克，精鹽100克，金針菜50克，香菇30克，橄欖油100克，麻油適量。

食服方法：將青菜洗淨，放沸水鍋中稍燙撈出，置冷水中冷卻，斬碎擠乾水分。香菇、金針菜用熱水浸發，香菇剪蒂；金針菜去花梗後，各自剁碎，和青菜攪在一起，放入糖、鹽、橄欖油、麻油一起拌和成餡。再按常規方法包成包子入籠，蒸熟食用。

功效：金針菇、香菇均有抗癌之功。

【方8】

材料：水發海參500克，豬肉80克，竹筍片40克，青、紅椒各1個，鹽、料酒、胡椒粉、糖、醬油、豆瓣醬、太白粉、油、雞湯、薑、蔥各適量。

食服方法：將海參刮去腔內壁膜切成片，豬肉洗淨切成小塊，竹筍切成片，青、紅椒切成粗條，薑、蔥一半切成碎末，另一半分別切成段和片。將海參用普通湯加入薑、蔥段，汆兩遍撈出，挑出薑、蔥。燒熱鍋後放油，油熱時下豆瓣醬煸炒，待油變紅時加入湯煮5分鐘，撈去渣，倒入碗內，使其沉澱。再燒熱油下豬肉煸炒，下青紅椒、筍片、薑片、蔥末、酒、醬油、糖、胡椒粉、豆瓣醬、海參等小火煮10分鐘，以太白粉勾芡即可食用。

功效：適於鼻咽癌放療後食欲不振及貧血者食用。

【方9】

材料：雞腿2個，新鮮蓮子200克，香菇2朵，醬油30毫升，冰糖、油、冷水各適量。

食服方法：將雞腿剝皮（防油膩太多），香菇去蒂、洗淨、泡軟。同蓮子一起放入鍋中，加200～250毫升冷水和醬油，加蓋，用旺火燒開。再改用文火煮20分鐘，熄火後燜片刻。打開鍋蓋，加少許冰糖、油，用中火煮至湯汁將乾時熄火，盛出食用。

功效：適於鼻咽癌症食欲不振，頭暈者食用。

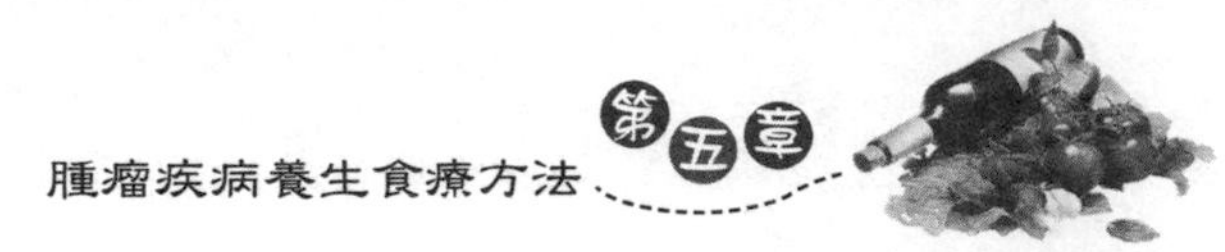

6 喉癌的食療

喉癌是喉黏膜上皮組織的惡性腫瘤，最常見的喉癌為喉鱗狀細胞癌。多見於中老年男性。本癌的發生與吸煙、酗酒、長期吸入有害物質及乳頭狀瘤病毒感染等因素有關。

【方1】

材料：綠豆芽500克，蔥白3克，油15克，鹽適量。

食服方法：將豆芽洗淨，按常規炒熟食用。

功效：清熱解毒、消腫祛膿，對喉癌有輔助療效。

【方2】

材料：糖參14克，山藥18克，百合18克，黨參14克，南杏18克，南棗18克，豬排骨300克，冰糖少許。

食服方法：將糖參等用乾淨紗布包好或裝布袋，與排骨、冰糖同入鍋中，加水適量用旺火煮開，改文火煮2～3小時，撈出布袋，食排骨飲湯。

功效：健脾益氣、潤肺止咳，對喉癌乾咳無痰者有良好食療作用。

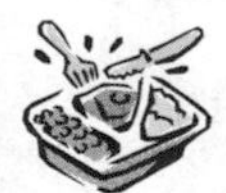

【方3】

材料：牛蒡根30克，粳米50克，清水適量。

食服方法：將牛蒡洗淨榨濾取汁，將粳米淘淨入鍋加清水煮粥，快熟時對入牛蒡汁續煮成粥，起鍋食用。

功效：清熱消腫、利咽止痛，適用喉癌疼痛和熱腫者。

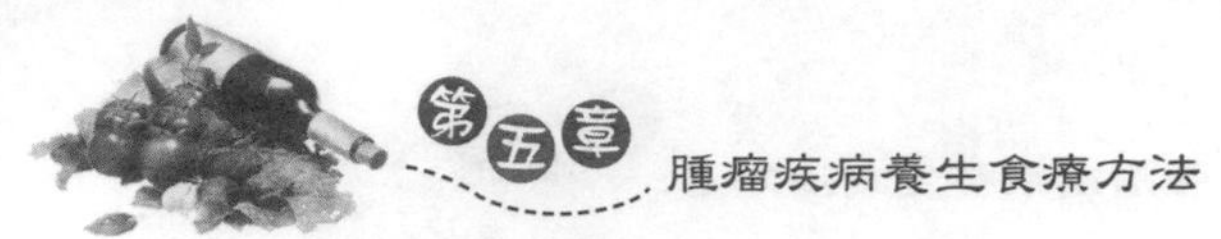

【方4】

材料：苦瓜2條，香菇3朵，蝦米20克，豬瘦肉200克，玉米粉3克，精鹽、醬油、蔥花各適量。

食服方法：苦瓜洗淨，剖開去籽，切成3釐米長的段待用。將豬肉洗淨剁成肉蓉，加洗淨的香菇、蝦米和蔥花剁碎混勻，放入鹽、醬油和水適量，加入太白粉調勻成餡。將肉餡依次填入每段苦瓜中，用力壓緊，使餡與瓜面相平，置於盤中，入蒸鍋蒸約20分鐘至苦瓜軟熟，取出食用。

功效：清熱解毒之功，可抑制癌細胞生長，三者共用，有良好抗癌療效。

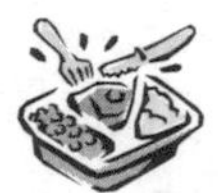

【方5】

材料：冰糖250克，銀耳30克，乾桂圓肉20克，乾杏仁10克。

食服方法：將銀耳泡發洗淨入鍋，加清水適量燉1小時取出備用。將桂圓洗淨盛碗中，用清水浸10分鐘，瀝出原汁，倒入杏仁，上籠蒸2小時取出。將銀耳倒入杏仁盅內，加沸水500克，放入冰糖，再蒸15分鐘取出，食銀耳飲湯。

功效：潤肺止咳、益氣養血、止咳祛痰，對癌細胞具有一定的抵抗作用。

7 支氣管腫瘤的食療

支氣管腫瘤，又名原發性支氣管腫瘤，是發生在支氣管黏膜上皮和腺體上的一種良性或惡性腫瘤，多發於30～40歲的中、青年人，發病率較低。多表現為乾咳、痰血、哮鳴、聲嘶、呼吸困難等症。

【方1】

材料：桃仁15克，粳米100克，清水適量。

食服方法：桃仁加水研汁去渣，同粳米共煮為粥。

功效：活血通絡，祛痰止痛，適於原發性支氣管腫瘤血瘀疼痛，上喘咳嗽者。

【方2】

材料：炒熟的杏仁75克，豆腐900克，油100克，大蒜5克。青蔥15克，青椒50克，芹菜50克，荸薺75克，薑末5克，鹽5克，雞清湯、料酒、醬油、麻油、太白粉適量。

食服方法：豆腐切成2釐米見方的方塊，用醬油、植物油、蔥末、蒜末、薑末醃2小時。油燒熱，放入豆腐煎成黃色待用，加入青椒等料炒到脆嫩時放清湯、太白粉水，汁稠時放入豆腐、杏仁再放精鹽、料酒、麻油調好口味。混勻後即可裝盤，與米飯同食最佳。

功效：清熱止咳，解暑醒胃。適用於原發性支氣管腫瘤虛熱勞嗽者。

【方3】

材料：鮮蘆筍500克，香菇5朵，胡蘿蔔半個，芹菜1根，油2湯匙，雞湯500克，太白粉1茶匙，鹽、胡椒粉、芝麻油、料酒各適量。

食服方法：蘆筍洗淨，撕去老皮，加入滾水中燙熟，取出切成約4釐米長段，香菇、胡蘿蔔、芹菜均切為細絲。鍋中加油燒熱，下胡蘿蔔等細絲，加鹽一茶匙，酒一湯匙以及雞湯，燒滾即放入蘆筍段，以鹽調味，最後調太白粉勾芡，加麻油、胡椒粉即可食用。筍綠絲紅，湯汁香郁。

功效：生血解毒，增進食欲。適用於原發性支氣管腫瘤胸部疼痛，胃口不開者。

【方4】

材料：蘆筍125克，嫩鞭筍125克，植物油50克，番茄醬25克，糖、精鹽、麻油適量。

食服方法：嫩鞭筍切成6釐米長短段，再對剖切開；蘆筍也切6釐米長左右。將鞭筍入熱油鍋內煸炒，然後加佐料和少量水，炒熟後，勾芡，淋上麻油，盛放在一圓盤的一側。另將蘆筍入熱油稍煸炒一下，加番茄醬、糖，再勾芡，淋上麻油，盛放在盤內鞭筍一旁即可食用。

功效：化痰下氣，清熱潤肺，用於原發性支氣管腫瘤痰稠、痰黃的患者。

【方5】

材料：山藥17克，玉竹17克，蓮子17克，薏苡仁9克，桂圓肉11克，紅棗17克，漢果3克，枸杞子9克，排骨或雞300克。

食服方法：先把山藥等中藥用水按常規煎煮，濾除藥末，放入排骨或雞，先旺火後文火煮約3小時，棄肉飲湯。若食欲尚可者，也可吃肉喝湯，每日一次。

功效：生血安神，止咳潤肺，用於原發性支氣管腫瘤陰虛燥咳者。

【方6】

材料：鮮嫩南瓜5克，食鹽500克，醬油500克，白糖、芝麻油各適量。

食服方法：將南瓜洗淨，去皮，剖開，去瓤和籽，將半個南瓜切成3～4條，然後將每條切成薄片。將瓜片放一乾淨缸內，加250克食鹽拌和後壓實，醃12小時取出，瀝去鹽水。倒去缸內鹽水，將缸洗淨，擦乾，倒入醃南瓜片，加剩餘的鹽、醬油，翻拌勻，取出裝入乾淨的罈中壓實，封好罈口，醃5～7天即可食用。食用時放一些白糖、芝麻油，味道鮮美。

功效：益心斂肺，抗癌止痛。適用於原發性支氣管腫瘤胸肋隱痛、脹滿不舒者。

【方7】

材料：蘆筍150克，豬肘1000克，薑汁、鹽各少許。

食服方法：豬肘去掉殘毛，刮洗乾淨，放入砂鍋內，加水適量，旺火燉至糜爛。將洗淨的蘆筍切成短節下鍋，稍煮片刻，入薑汁、鹽等調味品，以汁黏稠為度。

功效：潤肺鎮咳，祛痰，用於氣管惡性腫瘤患者，症見體虛者或放化療期間用。

【方8】

材料：生山藥60克，生薏苡仁60克，柿餅30克，清水適量。

食服方法：先將山藥、薏苡仁搗成粗渣，煮至爛熟，再將柿餅切碎，調入融化，隨意服食。

功效：補肺止嗽，養胃清熱。適用於原發性支氣管腫瘤虛熱勞咳者。

【方9】

材料：人參15～30克，白酒250～500毫升。

食服方法：人參切段，放入白酒中浸泡，密封陰置半個月後即可飲用。

功效：補脾益肺，生津安神。適於原發性支氣管腫瘤患者手術、放療、化療後氣血津液不足，白細胞減少，免疫功能低下者。

【方10】

材料：豬肺500克，薏苡仁50克，大米100克，蔥、薑、食鹽、料酒各適量。

食服方法：將豬肺洗淨，加水適量，投入料酒，煮七成熟撈出，改刀切成條丁狀備用，將薏苡仁、大米淘淨，連同豬肺丁一起放入鋁鍋內，並放入蔥、薑、食鹽等作料，以旺火燒沸，文火煨熬，米爛即成。食用時，可當飯吃，須經常食用，方有效果。

功效：益肺止咳，除濕開胃，用於原發性支氣管腫瘤氣虛久咳不止者。

【方11】

材料：豬肺1個，鳳梨1個，冷水、澱粉、蔥、辣椒各適量。

食服方法：加開水用文火將豬肺內泡沫、雜質煮清取出，用清水洗淨，切成片狀。將鳳梨切片，與豬肺同炒，澆些水，以澱粉勾芡，撒點蔥末，即可食用。

功效：補肺斂血，助運消化，用於原發性支氣管腫瘤伴有咳血者。

8 食道癌的食療

食道癌又叫食管癌，是發生在食管上皮組織的惡性腫瘤，占所有惡性腫瘤的2%。因食道癌死亡者僅次於胃癌居第二位，發病年齡多在40歲以上，男性多於女性。食道癌的發生與亞硝胺慢性刺激、炎症與創傷，遺傳因素以及飲水、糧食和蔬菜中的微量元素含量有關。

【方1】

材料：豆腐100克，香菇5朵，烏龍茶10克，豬肉末100克。

食服方法：將豆腐與肉末炒熟入碗；烏龍茶泡開後與香菇一起剁碎，下油鍋爆香，均勻撒於肉末豆腐上食用。分早晚佐餐食之。

功效：適於虛熱型食道癌患者食用。

【方2】

材料：豬血100克，豬肉75克，豆腐5塊，雞蛋1枚，精鹽、胡椒粉20克。

食服方法：將豬肉洗淨剁成末，豆腐揉成糊狀，加入豬血、胡椒粉、精鹽及煮熟的雞蛋拌勻，搓成丸子，入籠蒸熟，切成片狀，早晚佐餐食用。

功效：適於食道癌嚴重貧血患者食用。

【方3】

材料：人參5克（或黨參15克），蕎麥10克，豬瘦肉50克。

食服方法：將人參、蕎麥、豬肉同入鍋中，加水適量，燉熟服食。

功效：抗癌變。

【方4】

材料：鮮菱角250克，香菇150克，蘑菇25克，草菇25克，黃酒、精鹽、白糖各適量。

食服方法：將菱角去殼洗淨；香菇去菇柄洗淨切成薄片，蘑菇、草菇洗淨、切成兩半，按常法入鍋炒食。

功效：防癌抗癌。

【方5】

材料：肉桂5克，雞肝1具，鹽、蔥、薑、黃酒各適量。

食服方法：將肉桂洗淨切成小塊，雞肝洗淨一剖4片，同入碗中，加調料與清水適量，入鍋隔水蒸熟食用。

功效：和胃暖脾，溫補陽氣，適於食道癌虛寒吐沫者食用。

【方6】

材料：海蜇30克，荸薺50克，苡仁米30克，薑汁、冰糖各適量。

食服方法：將海蜇洗淨切碎；荸薺去皮洗淨切成片，與苡仁米同入鍋共煮至極爛成羹，加薑汁數滴和冰糖拌勻食用。

功效：抗癌作用。

【方7】

材料：活鱸魚1條（約250克），豆腐1塊，精鹽、生薑適量。

食服方法：將鱸魚去鱗和內臟，洗淨晾乾，用油煎黃，加水煮白湯，待湯濃稠時加入豆腐煮開，加調料後服食。

功效：抗癌作用。

【方8】

材料：番茄60克，花生米15克，小紅棗15枚，粳米50克。

食服方法：將番茄洗淨切碎；將花生米與紅棗置於鍋中，加水適量煮熟，再加入粳米煮成粥，待粥快熟時加入番茄共煮沸，每日早晚趁溫熱食用。

功效：對癌細胞有抑制作用。

【方9】

材料：牛奶250毫升，韭菜100克，糯米50克，糖適量。

食服方法：將韭菜洗淨榨出汁液備用；糯米淘淨入鍋，加水適量煮粥，粥熟時加入牛奶、韭菜汁煮沸，加入白糖調勻，每天晨起溫熱服食。

功效：健脾、溫胃、止嘔。

【方10】

材料：薏苡仁100克，蓮子30克，紅棗20枚，粳米50克。

食服方法：將薏苡仁、蓮子、紅棗洗淨，紅棗放入溫水中浸泡片刻，去核後待用。再將薏苡仁、蓮子同放入砂鍋，加足量水浸泡，大火煮沸，加入紅棗肉，改用小火煨煮1小時，調入泡淨的粳米，繼續用小火煨煮至薏苡仁、蓮子熟爛，粥黏稠即成。

功效：健脾益腎，補益氣血。適於食管癌患者術後出現身體虛弱、浮腫乏力患者。

【方11】

材料：北沙參15克，生苡仁米50克，冰糖適量。

食服方法：先將苡仁米浸泡備用，再將北沙參加水1升煎熬半小時後去藥渣，加入苡仁米煮成稀粥，加冰糖適量，早晚各食1小碗，連食半個月。

功效：養陰、解毒，對縮小食管腫瘤有良好的療效。

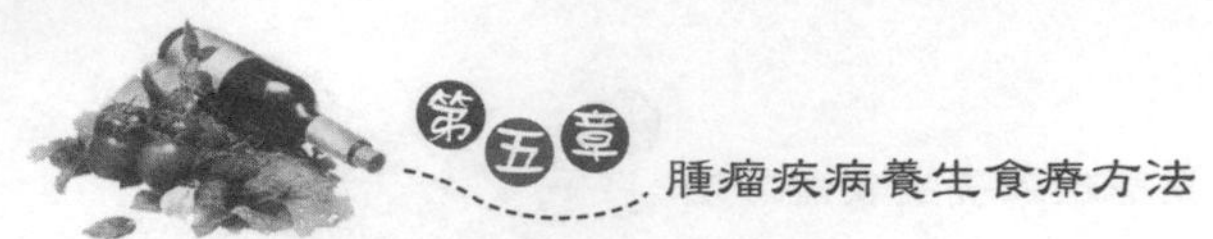

9 胃惡性淋巴瘤的食療

胃惡性淋巴瘤是胃非癌惡性腫瘤中最常見的類型，占胃部惡性腫瘤的3%～5%。它發生於胃淋巴網狀組織，屬淋巴結外型非霍奇金淋巴瘤的一種，又有原發性和繼發性之分。後者是指身體其他部位或全身性淋巴瘤所致，多見於50～60歲的中老年人。

【方1】

材料：三七15克，淮山藥30克，枸杞子25克，桂圓肉25克，排骨300克，食鹽、胡椒粉各適量。

食服方法：三七、山藥等中藥均用布袋紮口後，和排骨放在一起，加4碗清水。先旺火後文火，燉煮2～3小時。放入鹽、胡椒粉調味即可。可煎煮出3小碗。每次1小碗，吃肉喝湯。

功效：生血補血，開胃健脾。適用於胃惡性淋巴瘤腫塊增大迅速而舌有暗紫斑者。

【方2】

材料：陳橘皮末10克，大米100克，清水適量。

食服方法：先將大米加水煮粥，至半熟時放入橘皮末，再同煮成粥。作早餐用。

功效：開胃理氣，潤肺止渴。用於胃惡性淋巴瘤患者，症見食欲不佳者。

【方3】

材料：綠豆芽150克，細麵條300克，瘦肉絲75克，雞蛋1個，黃瓜1條，蒜末少許，醬油、麻油各4～6毫升。鹽、蔥花、芝麻醬、沙拉油、冰開水、冷水各適量。

食服方法：麵條煮熟，用冰開水淋濾兩次，加麻油拌勻放碗中，保存於冰箱中備用。芝麻醬同醋、食鹽調勻，加入蒜末。瘦肉絲用沙拉油、蔥花炒香，加醬油和冷水熬成肉汁。雞蛋攤成薄皮切絲，黃瓜擦絲，綠豆芽去尾用開水略燙。將上述調料和菜放入麵條中，拌勻後即可食用。

功效：清熱解毒，通利三焦。適用於淋巴肉瘤熱毒盛者。

【方4】

材料：茄子10克，蔥頭10克，青椒10克，鮮番茄20克，芹菜5克，大蒜1瓣，精鹽2克，胡椒粉少許，香葉2片。

食服方法：茄子去皮切成方塊，蔥頭切成小丁，青椒去蒂籽切成方塊，番茄切成斜角，芹菜切成末，大蒜拍成碎末。煎盤中放入黃油燒融，放香葉、蔥頭炒香，然後放入茄子塊、青椒塊、番茄塊、芹菜末，一起炒燜至熟，熟後加大蒜、鹽、胡椒粉調味食用。

功效：開胃健脾，消食生血。適用於胃惡性淋巴肉瘤貧血嚴重者。

【方5】

材料：雞血500克，嫩豆腐500克，黑木耳30克，筍片30克，蔥、蒜、薑末各少許，醬油、鹽、料酒、鮮湯、油、花椒油等各適量。

食服方法：將豆腐、雞血切成小方塊，在開水鍋內浸透，撈出除去水分，把雞血和豆腐放在濕冷布鋪的案板上，把布的四角往中心折疊，成方包型。上邊放一木塊，再用石頭壓住。晾涼後去掉石頭、木板，解開布包，切成2釐米見方的塊。木耳洗淨，筍片切成雪花片備用。鍋內放入油至熱，將方塊和配菜下鍋，加入蔥、蒜、薑、醬油、鹽、料酒和鮮湯攪勻，收汁，汁濃時勾芡，澆些花椒油後盛在盤內即可食用。

功效：補氣養血，軟堅化瘀。用於胃惡性淋巴瘤晚期患者，症見食欲不振、形體消瘦、惡病質。

10 胃癌的食療

胃癌的發病率居各類腫瘤的首位。胃癌可發生於胃的任何部位，但多見於胃竇部，尤其是胃小彎側。根據癌組織浸潤深度分為早期胃癌和進展期胃癌（中、晚期胃癌）。胃癌早期症狀常不明顯，如捉摸不定的上腹部不適、隱痛、噯氣、泛酸、食欲減退、輕度貧血等部分類似胃十二指腸潰瘍或慢性胃炎症狀。

【方1】

材料：黃耆30克，當歸10克，烏雞1隻（約500克）。

食服方法：將雞洗淨；將黃蓖、當歸用紗布包紮好入雞肚內，加水煮開後放入食鹽、薑、蔥等調味料，煨1～2小時後食雞喝湯。

功效：防癌抗癌。

【方2】

材料：魚250克，檸檬4片，洋蔥20克，鹽10克，料酒100毫升，香菜少許。

食服方法：將魚去皮，去骨，切成8片，抹上一點鹽。把一張屜布攤開，先鋪上洋蔥片，再鋪2片魚，1片檸檬，酒上25毫升料酒包好。一共可包4包。上屜蒸熟，盛入盤中，撒上香菜即成。每次食1包，每日兩次。

功效：生津止渴，補虛祛邪。適用於胃癌口乾舌燥者。

【方3】

材料：海帶10克，鯽魚1條（約200克），調味料適量。

食服方法：將海帶水發洗淨切絲；鯽魚去鱗和內臟，洗淨晾乾，入鍋油煎，加海帶絲和適量薑、蔥，放水800毫升，約煮30分鐘，加食鹽調味食服。

功效：海帶具軟堅化結之功。

【方4】

材料：花椰菜250克，香菇15克，雞湯200毫升，太白粉10克，精鹽4克，雞油10克，油10克。

食服方法：花椰菜切成小塊，開水燙透。香菇水發後待用。炒鍋入油燒熱後放蔥、薑炒出香味，再放鹽、雞湯燒開後將花椰菜、香菇分別放入鍋中，用微火稍煨入味後，淋入太白粉、雞油即成。

功效：益氣助食，通利胃腸。適用於見嚴重貧血者。

【方5】

材料：鮮冬菇8個，牛油1湯匙，鹽、胡椒粉各少許，料酒1湯匙，香菜1小棵。

食服方法：將鮮冬菇洗淨去蒂柄，瀝乾水分。燒熱炒鍋，下牛油，炒鮮冬菇，以鹽、胡椒粉、料酒調味，炒熟。放入碟中，撒上香菜絲即可食用。

功效：溫胃散寒，養血益氣。適胃癌虛寒體質的患者。

【方6】

材料：苦瓜1條，蒜5瓣，辣椒1根，鎮江醋2～3毫升，醬油4～6毫升，植物油、食鹽、蔥、糖、醬油、醋各少許。

食服方法：將苦瓜去瓤，洗淨切片，清炒2分鐘盛出。鍋內加入植物油燒熱，爆炒蒜、蔥、辣椒後，再倒入苦瓜，加適量鹽、糖、醬油、醋，旺火炒1～2分鐘，即可食用。

功效：清熱解毒，益氣明目。適用於胃癌患者症見有熱者。

【方7】

材料：鳳梨200克，青椒2個，豬瘦肉300克，雞蛋半個，木耳少量，食鹽、胡椒粉、料酒、太白粉、麵粉、醋、白糖、番茄醬及食油各適量。

食服方法：把肉切成小方塊。鳳梨去皮和芯切成厚1釐米，寬2.5釐米的方塊。青椒也同樣切成方塊。木耳用水發好。將少量鹽和胡椒粉撒到肉塊上，再加少量太白粉拌勻，稍醃漬一下。把雞蛋、麵粉、水混合製成麵糊，將上述小肉塊沾上糊，入溫油鍋內炸至金黃色撈出。用1小勺鹽、8勺白糖、6勺醋、1勺料酒、4勺番茄醬、澱粉適量對成味汁。炒油至熱，下青椒片煸炒片刻出鍋。然後再炒鳳梨、木耳，加入味汁，燒開後放炸好的肉塊和青椒片即成。

功效：此菜可生津散寒，健脾益氣。適用於胃癌營養攝入不足，口淡無味者。

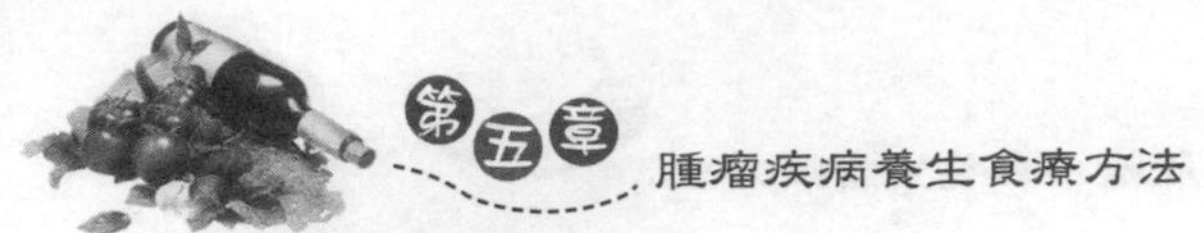

11 肺癌的食療

肺癌發生於支氣管黏膜上皮，也稱支氣管肺癌。一般指的是肺實質部的癌症，通常不包含其他肋膜起源的中胚層腫瘤，或者其他惡性腫瘤如類癌、惡性淋巴瘤，或是轉移自其他來源的腫瘤。在所有致死癌症中，肺癌居首位，而且人數每年都在上升。

【方1】

材料：豬腰500克，人參3克，當歸10克，山藥10克，醬油、醋、薑、蒜末、香油等各少許，清水適量。

食服方法：將豬腰切開，剔去筋膜臊腺，清洗乾淨，放在鍋內，加入人參、當歸、山藥（切成片），放入適量清水，清燉至豬腰熟透，撈出豬腰，待冷卻後，切成塊狀或片狀，放在平盤上，澆醬油、醋、薑、蒜末、香油等調料，拌均勻即可食用。

功效：大補元氣，補脾益肺。用於肺癌放療、化療前後的患者。

【方2】

材料：苦瓜1根，蒜，香菜50克，番茄醬、醬油、醋。

食服方法：苦瓜洗淨切成薄片，用沸水燙苦瓜。蒜、香菜洗淨切碎，入碗中加入醬油、番茄醬、醋即可食用。

功效：抑制癌細胞有擴散，適宜肺癌發熱口苦者食用。

【方3】

材料：蘆筍300克，鹽，糖，醬油，麻油，水。

食服方法：將蘆筍取其較嫩部位洗淨，切成長3～4釐米的小段，在鍋內將水燒熱加鹽。水開後放入綠蘆筍煮3分鐘，撈出盛入盤中放涼，將醬油、糖、麻油在碗內調勻倒於綠蘆筍上，拌勻即可食用。

功效：清熱生津，補益抗癌。用於肺癌放、化療期間舌紅口臭者。

【方4】

材料：母雞1隻，黃耆，生薑，蔥，鹽、花椒粒各適量。

食服方法：將母雞放入大砂鍋內，加水淹沒。投入黃耆片，加蓋後煮沸片刻，加鹽、薑、蔥、花椒等。文火煨爛，揀去黃耆與作料，吃雞喝湯。

功效：用於肺癌氣虛乏力者。

【方5】

材料：雞1隻，柚子2個，料酒、薑、蔥、食鹽各適量。

食服方法：將雞洗淨，柚子去皮留肉。將柚子肉放入雞腹內，然後將雞放入鍋中，加蔥、薑、料酒、鹽、清水等。將搪瓷鍋放入盛有水的鍋內，隔水燉熟即成。

功效：理氣補虛，消食化痰。用於原發性支氣管肺癌氣喘、寒咳者。

【方6】

材料：蘆筍150克，豬肘1000克，薑汁、鹽各少許。

食服方法：豬肘放入砂鍋內，加水適量，旺火燉至糜爛。將洗淨的蘆筍切成短節下鍋，稍煮片刻，入薑汁、鹽等調味品，以汁黏稠為度。飲湯或佐餐食用。

功效：潤肺鎮咳，祛痰。適於氣管惡性腫瘤患者放化療期間食用。

【方7】

材料：銀耳15克，蓮子35克，百合35克，桂圓肉15克，排骨300克（或全雞1隻），清水適量。

食服方法：銀耳用清水泡發，蓮子、百合清水洗淨，然後和桂圓肉、排骨或雞一起放入鍋中，加5碗水，文火煮2～3小時即可。飲湯吃肉和銀耳等。

功效：潤肺止咳，開胃化滯。用於肺癌手術後調理。

【方8】

材料：花旗參3克，玉竹37克，枸杞子19克，山藥22克，桂圓肉19克，豬瘦肉300克（或全雞1隻），清水適量。

食服方法：花旗參、玉竹等均放入布袋中用線繩紮緊，和豬肉或雞一起，加清水燉煮。先旺火後文火，煮2～3小時。撈出布袋，吃肉喝湯。

功效：清補提神，健脾益氣。適肺癌氣陰兩虛發熱者。

12 肝癌的食療

肝癌（1iver cancer）是我國常見惡性腫瘤之一，死亡率高，在惡性腫瘤死亡順位中僅次於胃癌、食道癌而居第三位。肝癌從第一個癌細胞形成發展到有自覺症狀，大約需要2年時間，在此期間，病人可無任何症狀或體癥。典型症狀和體癥一般出現在中、晚期，主要有肝痛、乏力、消瘦、黃疸、腹水等。

【方1】

材料：當歸15克，黨參15克，鱔絲500克，黃酒30克，醬油30克，白糖30克，油、蔥花、薑末、高湯、太白粉等適量。

食服方法：把當歸和黨參一起放在碗裏，加100克水，隔水蒸20分鐘左右。鍋在旺火上燒熱後，放少許油、蔥花、薑末煸出香味後，將鱔絲倒入煸炒，接著加入黃酒、醬油、白糖炒勻；將蒸過的當歸、黨參倒進去，加30克高湯，用文火煮5分鐘左右。出鍋裝盤前，用太白粉勾芡，澆點熟油，再淋些麻油即可食用。

功效：補氣生血，通絡定痛。用於肝癌面黃肌瘦、疲倦乏力者。

【方2】

材料：木耳10克，胡蘿蔔絲250克，雞肝2副以上，醬油50毫升，醋125毫升，料酒、鹽、白糖適量。

食服方法：將木耳在鍋內熱水中迅速加熱煮過，加入調料。將雞肝用鹽、酒調勻；將前述所有各料放入鍋內同煮熟，拌勻即可食用。

功效：補氣活血，養肝利腸。用於肝癌大便失調者。

【方3】

材料：螃蟹2隻，米酒50毫升。

食服方法：將螃蟹洗淨，放碟中，入鍋內加蓋蒸之，將要熟時，加入米酒。再蒸片刻，食螃蟹肉飲汁。

功效：蟹肉有行氣活血，滋補肝陰之功。用於肝癌疼痛不止者。

【方4】

材料：牛肉500克，白蘿蔔250克，烏龍茶25克，食鹽、醬油、薑、蔥各適量。

食服方法：將茶葉用沸水泡開成茶湯備用。把牛肉、白蘿蔔（匆切塊）與作料一起放入鍋內燉爛，再加入烏龍茶湯燒煮片刻即可食用。

功效：補血滋陰，理氣抗癌，用於肝癌氣滯性疼痛及貧血者。

【方5】

材料：白色鮮菊花100克，豬瘦肉200克，雞蛋清1個，食鹽、黃酒、麵粉、蔥花、薑末、麻油、熟油各少許。

食服方法：用水洗淨菊花瓣；把豬瘦肉切成薄片，放少許鹽和黃酒，放1個雞蛋清和少許麵粉拌勻炒鍋上火入油，將油燒至三成熱。把肉倒入滑炒，待肉變為乳色時，出鍋瀝油待用。炒鍋裏留少許油，燒熱後投入蔥花和薑末，煸出香味，倒進肉片，加少許黃酒和鹽，放少許鮮湯和菊花瓣炒勻，放入熟油和麻油，出鍋裝盤食用。

功效：祛風清熱，柔肝解毒。用於肝癌視物昏花、眼睛乾澀者。

【方6】

材料：鮮何首烏90克（或乾何首烏15克），雞蛋3個，精鹽3克，麻油10克，黃酒適量，蔥、薑各少許。

食服方法：將何首烏洗淨，切成片，置砂鍋中。加水1000克，加入已煮至六分熟（蛋白已經凝固）剝殼的雞蛋（在蛋白厚的一端用小月劃個十字形），文火煮沸30分鐘，再加精鹽、紹興酒及蔥、薑，繼續煮15分鐘即可。加麻油食用，吃蛋喝湯。

功效：補益精血，潤腸通便。用於肝癌所致腸中津液虢乏的腸燥便秘症。

【方7】

材料：胡蘿蔔150克，醬油20毫升，麻油20毫升，蒜2瓣，粉絲200克，鹽、糖各少許。

食服方法：將胡蘿蔔洗淨切成細絲，加食鹽搓軟；蒜剁成末；粉絲放入開水中泡軟，切成段。糖、醬油、麻油、蒜末拌和均勻，拌入胡蘿蔔、絲和粉絲中，即可食用。

功效：補血明目，清熱解毒，適於肝癌胸肋脹滿者服用。

13 腸癌的食療

胃腸道中常見的惡性腫瘤，是大腸癌的最常見部分。早期腸癌的臨床特徵主要為便血和排便習慣改變，往往未被病人所重視。癌腫增大可致腸腔狹窄，出現腸梗阻徵象。腸癌到晚期常侵犯周圍組織器官，如膀胱和前列腺等鄰近組織，引起尿頻、尿急和排尿困難。直腸癌還可以向遠處轉移到肝臟，引起肝腫大，腹水、黃疸，甚至惡液質等表現。

【方1】

材料：冬蟲夏草10克，海參50克，鴨肉200克。

食服方法：將冬蟲夏草洗淨，晾乾，切成碎小段，備用。將海參用水泡發，洗淨，切成片，待用。將鴨肉洗淨，放入沸水鍋中燙透撈出，涼後切成塊，與海參同放入砂鍋，加足量水，旺火煮沸，烹入黃酒，改用文火煨煮1小時。待鴨肉熟爛放入蟲草碎小段，再用文火煨煮10分鐘，加蔥花、薑末、五香粉、精鹽拌和均勻，再煮至沸即成。

功效：補脾益腎，提高免疫功能。適用於脾腎兩虛型癌症，對大腸癌患者和放療、化療後出現免疫功能下降、身體虛弱等症者尤為適宜。

【方2】

材料：浸發海帶250克，豆腐絲100克，醬油、鹽、白糖、香油、薑末各少許，清水適量。

食服方法：將浸泡的海帶洗淨，用開水燙過，撈出切成細絲，放在盤中。把豆腐絲及全部佐料倒入盤中，加入少香油攪勻即可食用。

功效：清熱利水，軟堅通便，可預防大腸癌。

【方3】

材料：海帶200克，排骨500克，油、黃酒、鹽各適量。

食服方法：將海帶入清水浸泡，去鹹味，切成粗絲；排骨洗淨，切成小塊。鍋上火放入植物油燒熱後，放進排骨炒片刻，加黃酒和水少許翻炒至出香味時，與海帶一起倒入砂鍋內，加水浸沒，慢火煨至熟，加食鹽、黃酒少量再煨至海帶、排骨酥軟即可食用。

功效：清熱利水，破積軟堅。適於大腸癌患者。

【方4】

材料：小紅豆60克，母雞1隻，食鹽等調味品適量。

食服方法：將雞洗淨；小紅豆納入雞腹中，以竹簽封牢雞腹。加水適量煲熟，調味服食。

功效：利水消腫，溫中益氣。適用於腸癌熱毒便血和下肢浮腫者。

【方5】

材料：大黃魚1條（約500克），雞蛋1個，芝麻75克，料酒25克，食油、食鹽白糖、蔥、薑、蒜及麵粉各適量。

食服方法：將芝麻水浸洗淨，入鍋炒熟，去皮備用。大黃魚去鱗，去內臟，斬去頭、尾，剖為兩片，去大骨後切為4片，放入碗中，加將上料一同酒，食鹽，蔥、薑末，攪拌均勻後醃2分鐘。用蛋液、麵粉調成糊狀，將魚片掛糊後外沾芝麻，入溫油鍋內炸熟出鍋即可食用。

功效：益氣開胃，抗癌止瀉。適於腸癌便瀉者。

【方6】

材料：靈芝20克，牛肉150克，杞子15克，精鹽、麻油、大蒜、生薑各適量。

食服方法：將靈芝、杞子、牛肉分別洗淨，同入砂鍋，加清水500毫升，燒開後去浮沫，加入薑片燒至酥爛，下調料調勻，分1～2次趁熱食肉喝湯。

功效：抗癌治癌，對腸癌有輔助治療作用。

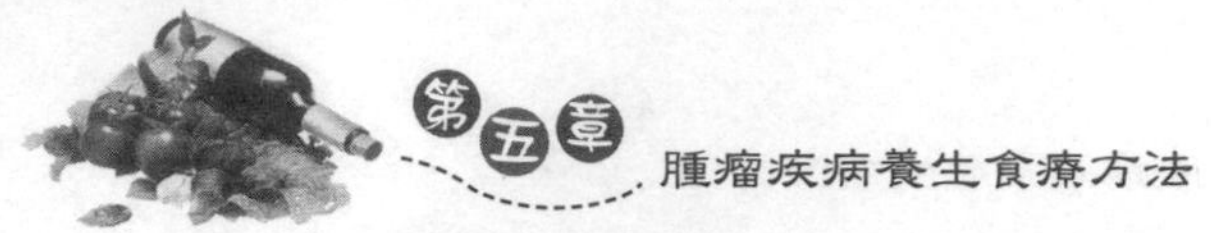

14 胰腺癌的食療

胰腺癌是發生於胰體、胰頭和胰尾的一種惡性腫瘤。多發於四十歲以上的男性患者。其症狀早期以腰部疼痛為主，無定位；後期腹痛會逐漸加劇，並在上腹或左上腹形成腫塊，按壓時疼痛會加劇，做起或彎腰時可緩解，絕大多數患者有黃疸出現。

【方1】

材料：蚌肉100克，豆腐200克，麻油30克，醬油15克，白糖5克，料酒，薑、蔥、蒜，高湯50毫升，太白粉。

食服方法：將蚌肉洗淨，放冷水鍋中，置旺火上煮沸撈出，豆腐切成2釐米見方的小塊，太白粉加水調成汁備用。鍋中放入植物油15克燒熱，放入薑、蒜，下蚌肉煸炒，加料酒、醬油、豆腐、高湯、白糖，煮沸約4分鐘，用太白粉勾芡，淋上麻油，起鍋入湯碗，撒上蔥花食用。

功效：清熱解毒、生津抗癌之功，對胰腺癌伴有發熱口渴者有良好輔助作用。

【方2】

材料：紫菜20克，蝦皮10克，精鹽適量。

食服方法：將紫菜、蝦皮入鍋，加水適量煮開，放入精鹽再煮開，起鍋入碗食。

功效：軟堅散結，常食可消退腫瘤。

【方3】

材料：小紅豆30克，紅棗10枚，粳米50克。

食服方法：將三物洗淨，同入鍋中，加水適量，共煮成粥，起鍋入碗食用。

功效：補氣利水，對消退黃疸有良好作用。

【方4】

材料：海蜇皮或海蜇頭50克，白蘿蔔50克，精鹽、麻油、醬油各適量。

食服方法：將海蜇漂洗乾淨切成絲；將白蘿蔔洗淨切成絲，用精鹽醃漬片刻。將海蜇絲與蘿蔔絲同入碗中，加醬油、麻油拌勻即可食用。

功效：清熱化痰、利水通便和消退黃疸之功。

【方5】

材料：茼蒿菜250克，鵪鶉蛋4枚，植物油、精鹽各適量。

食服方法：將茼蒿洗淨，入鍋用植物油煸炒，加精鹽和水適量，煮開後，倒入攪好的鵪鶉蛋液，製成蛋花湯，起鍋入碗食用。

功效：清熱解毒之功，對消退黃疸有良好作用。

15 腎癌的食療

腎癌又稱腎細胞癌，是指起源於腎小管上皮細胞的惡性腫瘤，可發生於腎臟的任何部位，以上、下極多見，少數侵及全腎。常見於50歲以上的男性。症狀主要表現為尿血、腰痛，腰部或上腹部有腫塊。晚期患者消瘦、發熱、貧血，有的還伴有高血壓、水腫等症狀。

【方1】

材料：茯苓粉50克，核桃仁50克，黑芝麻50克，麵粉30克，棗泥50克，枸杞子10克，白糖、精鹽各適量。

食服方法：將核桃仁、芝麻用文火炒微熟，搗成泥，與棗泥、枸杞子、白糖攪勻作餅餡。將茯苓粉、麵粉和精鹽及水少許調成糊，入平鍋中烙成薄餅。用兩層薄餅夾上述餅餡，再入鍋稍煎，起鍋入盤食用。

功效：補腎健脾，對腎癌體虛者有良好滋補作用。

【方2】

材料：芡實30克，蓮子仁20克，粳米50克。

食服方法：先將芡實和蓮子仁入鍋，加水800毫升，煮至將爛時加入淘淨的粳米煮成粥，起鍋入碗食用。

功效：補脾腎、養精血之功。對腎癌化療後脾胃虛弱、食欲不振、氣血虧損者有良好食療作用。

【方3】

材料：鮮魚1條（淡水魚，約500克），茶葉10克，料酒、精鹽、薑汁、蔥汁各少許。

食服方法：將魚剖腹去雜，用鹽酒醃漬15分鐘。把泡開的茶葉放入魚腹中裝盤；再在盤邊擺放十幾片茶葉，入籠用旺火蒸20分鐘出籠，澆上爆香的蔥、薑汁，即可食用。

功效：生血益氣，利尿清毒之功，對腎癌無痛性血尿者有良好輔助治療作用。

【方4】

材料：蝦仁60克，蘆筍（長約8釐米）6條，精鹽、料酒、麻油、蛋清、胡椒粉、薑汁、太白粉各適量。

食服方法：將蝦仁肉挑出腸線入碗中，加滿水及少許精鹽，浸泡5分鐘，然後洗淨，用於布抹乾水分，剁碎，加入精鹽、澱粉、蛋清、胡椒粉、麻油少許拌勻，攪至起膠，入冰箱中冷藏待用。將蘆筍刮去皮洗淨入鍋，加入適量清水、薑汁、料酒、精鹽，煮沸後撈出，放入蝦膠中蒸約4分鐘，起入碟中。用太白粉勾芡，起鍋澆入碟中菜上即可食用。

功效：祛毒消腫，補腎益肺，具有良好抗癌功效，對氣血兩虛腎癌患者瘤毒走竄有抑制作用。

【方5】

材料：核桃仁10克，豬腰1個，雞蛋2枚，糯米紙24張，花生油、精鹽等作料各適量。

食服方法：將豬腰刮開洗淨，切成1毫米厚的薄片；核桃仁用開水泡開去皮，用花生油炸熟，切成小顆粒；雞蛋去黃備用。將豬腰、核桃仁與蛋清加作料適量拌勻，包入糯米紙中，入油鍋中炸至金黃色，撈入盤中，即可食用。

功效：補腎壯陽、祛瘀止痛之功，對陽虛腎癌患者有良好輔助治療作用。

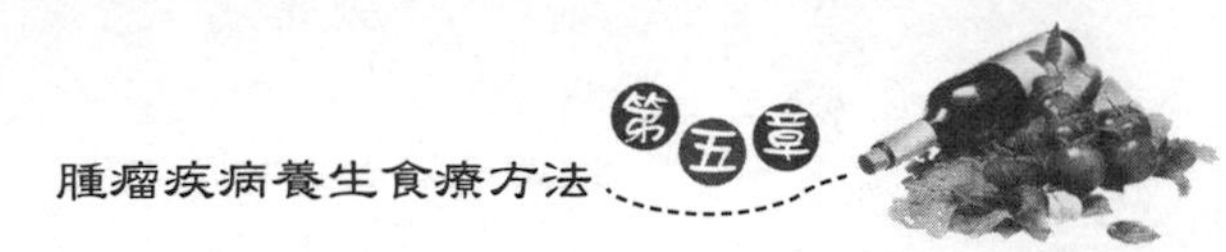

16 前列腺癌的食療

前列腺癌是指發生於前列腺體的惡性腫瘤，是男性生殖系統常見的惡性腫瘤之一。多發病於老年人之中，同時還會伴有前列腺增生症。症狀多表現為尿頻、尿急、尿痛、排尿困難等；另伴有遺精、早洩、性欲減退等症狀。嚴重的患者會產生尿血、坐骨神經痛、腰背痛、下肢水腫以及下肢癱瘓等。

【方1】

材料： 羊肉250克，當歸10克，生薑10克，黃耆15克，清水適量。

食服方法： 羊肉洗淨切塊加水煮至八成熟後，把當歸、生薑、黃耆用布袋裝好，放入鍋中，文火煎煮至羊肉爛熟即成。

功效： 大補元氣，溫經散寒。適用於前列腺癌小便淋漓、虛寒者。

【方3】

材料： 糯米粉、黃酒各適量。

食服方法： 將糯米粉加適量水和成麵團，按常法烙成餅，臨睡前食用。

功效： 對前列腺肥大、尿頻有良好的療效。

【方2】

材料： 雞胸肉400克，紅辣椒1個，青椒2個，紅茶10克，太白粉、醬油、食糖少。

食服方法： 雞肉切丁，用醬油、太白粉捏上漿。將泡開的紅茶與切成絲的青、紅椒同下油鍋爆香，盛出。將肉丁用旺火爆炒至七分熟時，加入炒過的茶、青紅椒，再放少許糖，最後用泡好的紅茶湯加太白粉勾芡，出鍋入盤食用。

功效： 補血活血，利尿去濕。適用於前列腺癌小便不暢，貧血消瘦者。

【方4】

材料： 豬後腿250克，枸杞子15克，番茄醬50克，黃酒、薑、精鹽、白糖、白醋各適量，太白粉少許。

食服方法： 將豬腿肉切成5釐米的丁塊，用刀背拍鬆，加入酒、鹽、太白粉拌和，漬15分鐘，滾上太白粉，用六七成熱的油略炸撈起，待油熱投入復炸撈出，油沸再炸至酥撈起。枸杞磨成漿調入番茄醬，白糖、白醋成甜酸滷汁後，倒入餘油中，翻炒至稠濃，投入肉丁攪和均勻後，盛出即可食用。

功效： 滋陰補腎。用於前列腺癌症見腎陰不足者。

膀胱癌的食療

膀胱癌是發生於膀胱壁上皮組織和間皮組織的一種惡性腫瘤。症狀主要為無痛性尿血。血尿可間歇性的出現，有時會給人好轉的錯覺。若是腫瘤壞死、潰瘍或併發感染，則會出現尿頻、尿急、尿痛、排尿困難等，嚴重的還有可能引發敗血症。

【方1】

材料：薺菜100克，豆腐200克，精鹽、麻油各適量。

食服方法：將薺菜洗淨，切碎，加水300毫升，煮10分鐘，去渣留汁，加調料煮沸，下切好的豆腐小塊，再煮開食用。

功效：解毒、利尿、消腫。

【方2】

材料：冬蟲夏草10克，鴨1隻（約1500克），精鹽、薑、蔥、料酒各適量。

食服方法：將鴨洗淨。將冬蟲夏草及調味料一起塞入鴨肚，加水1000毫升，文火煨1～1.5小時，至鴨肉酥爛即可食用。

功效：利尿解毒，補腎健脾，對膀胱癌晚期體虛者有補益作用。

【方3】

材料：枸杞葉10克，蝦仁250克，龍井茶8克，蛋清1個，精鹽4克，太白粉35克，豬油250克，黃酒少量。

食服方法：將龍井茶、枸杞葉放碗中，加少量沸水略泡使其發開，瀝淨水備用。蝦仁洗淨，吸乾水，加蛋清、精鹽、太白粉拌勻上漿，若能在冰箱中放置30分鐘更好。將鍋燒熱，加油燒至三分熱時，投入蝦仁，勺劃散，待變色立即盛起。原鍋留少許油，放入茶和枸杞葉，加黃酒，再投入蝦仁炒均勻即可食用。

功效：滋陰壯陽，托毒驅邪。用於膀胱癌症見陰陽兩虛、小便有血者。

【方4】

材料：羊肉90克，商陸9克，蔥白1根，豆豉10克，食鹽少許。

食服方法：羊肉切細。商陸去皮切成片。將商陸加水3毫升，煮取2000毫升去渣，放入羊肉煮爛，放入蔥白、豆豉、食鹽製成羊肉羹即可食用。

功效：此菜可扶正祛邪，利水消腫。適用於膀胱癌小便困難和無痛性血尿患者。

18 子宮頸癌的食療

子宮頸癌是指發生在女性子宮頸陰道部或移行帶的鱗狀上皮細胞，以及子宮頸管內膜的柱狀上皮細胞交界處的惡性腫瘤，是最常見的婦科腫瘤之一。其症狀表現為陰道流血、尿黃、宮頸糜爛，肛門陰道有下墜感，常伴有白帶增多，呈惡臭或膿性，晚期患者出血量較大。

【方1】

材料：鮮蘑菇50克（乾品減半），精鹽少許。

食服方法：將蘑菇洗淨切片入鍋，加水點熟，用少許食鹽調味食用。

功效：有效治療子宮頸癌。

【方2】

材料：嫩藕2節，沙拉油4毫升，醋5毫升，花椒、鹽、醬油各少許。

食服方法：將藕去皮，切片，放入開水鍋內，加鹽燙半分鐘撈出，放入盤中（放進冰箱備用）。鍋內將花椒、沙拉油用文火爆香。取出花椒，把油澆在藕上，再澆上其他調料，即可食用。

功效：止血散瘀，涼血安神之功。適用於子宮頸癌血熱出血有塊者。

【方3】

材料：牛蒡150克，香菇50克，牛肉100克，竹筍50克，植物油、調味料各適量。

食服方法：將牛蒡洗淨切成絲，牛肉洗淨切成絲；竹筍、香菇泡發洗淨切成絲，鍋中放植物油燒熱，下牛肉絲略炒，加牛蒡絲、香菇絲、竹筍絲及調料，炒熟即成。

功效：滋陰潤肺，活血益氣，有一定的抗癌作用。此方對子宮頸癌有良好輔助治療作用。

19 子宮肌瘤的食療

子宮肌瘤又稱子宮纖維肌瘤，是女性生殖器官中常見的一種肌瘤，多見於40～50歲的中年婦女。一般認為與雌激素分泌過高或雌激素分泌長期紊亂有關。症狀多為月經過多、經期延長、月經週期縮短、白帶增多，或者是不規則的陰道出血等。早期多為良性，易造成不孕不育，後期可產生病變，危及生命。

【方1】

材料：雞血藤100克，瘦豬肉150克，精鹽、蔥、薑各適量。

食服方法：將雞血藤洗淨切成段，豬肉切成小塊，同入鍋中，加薑、蔥、鹽和清水適量，用旺火煮開後改用文火煮至肉爛，食肉飲湯此外，子宮肌瘤患者，也可以食些雞、鴨、蛋類、鯽魚、青魚、鯉魚、甲魚及芹菜、菠菜、海帶、黃瓜、香菇、豆腐、紫菜等。這些食物均有抗癌之功，可經常食用。

功效：活血通絡，散瘀止痛。

20 乳癌的食療

乳癌是女性常見的惡性腫瘤病之一，男性較為少見。其症狀初期為乳房有腫塊、脹痛之感，或者在乳房上方有腫塊；到了晚期乳頭內陷，有血性溢液。病因與月經初潮早、行經年齡長（超過35年）、未生育、未哺乳、晚婚、身體肥胖、乳腺豐滿、有乳癌家史等因素有關。

【方1】

材料：山慈菇200克，蟹殼100克，蟹爪（帶爪尖）100克。

食服方法：共研成細末，以蜜為丸，每丸重10克，每日3次，每次1～2丸，飯後用。

功效：解毒散結，適用於乳癌。

【方2】

材料：柴胡、黃芩各15克，蘇子、黨參、夏枯草各30克，王不留行90克，牡蠣、瓜蔞、石膏、陳皮、白芍各30克，川椒5克，甘草6克，大棗10枚。

食服方法：每日1劑，水煎服。

功效：清熱解毒，化痰散結，適用於乳癌。

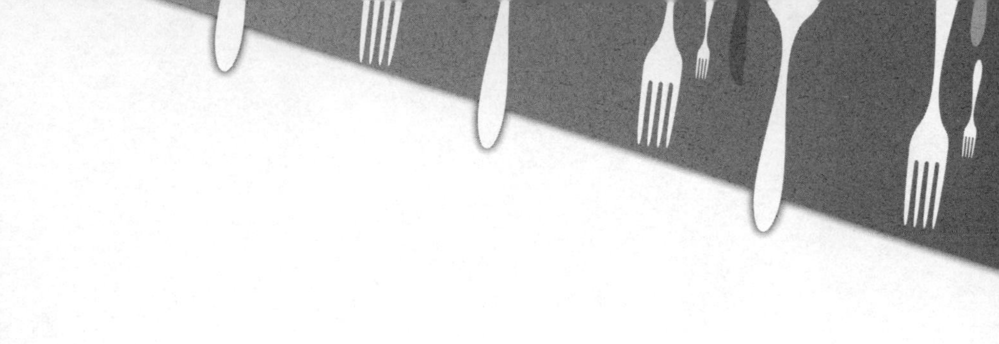

男科疾病養生食療方法

在外作為一個頂天立地的男人，而在內，卻要為自身的男性疾病而苦惱，這是現在很多男人們急需解決的問題。其實，許多男性疾病是可以通過食療方法進行治療和預防的。通過這些方法，不僅可以達到治療疾病的目的，而且還能提高生活的品質，讓你的生活充滿情趣。

遺精的食療

遺精是指精液自發溢出，一般男子在十五歲以後，如發育成熟，都會發生遺精現象。未婚青年1個月有一兩次遺精是正常現象。但遺精次數太多，並有明顯的精神萎靡不振、頭暈乏力、腰瘦腿軟症狀則是病理性遺精，一般是由於龜頭炎、前列腺炎、包皮過長、大腦性興奮過於強烈等症所造成。

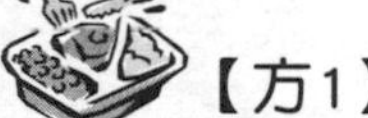

【方1】

材料：銀耳3克，白米50克，冰糖或白糖適量。

食服方法：銀耳用水泡開，大米淘洗乾淨。將上料一同放小鍋內煮粥，粥快熟時，加適量冰糖或白糖調味。每日吃一次。

功效：防治遺精。

【方2】

材料：荔枝根60克，豬肚1副。

食服方法：豬肚洗淨，和荔枝根加水500毫升煎至250毫升。去渣後食肉飲湯。

功效：防治遺精。

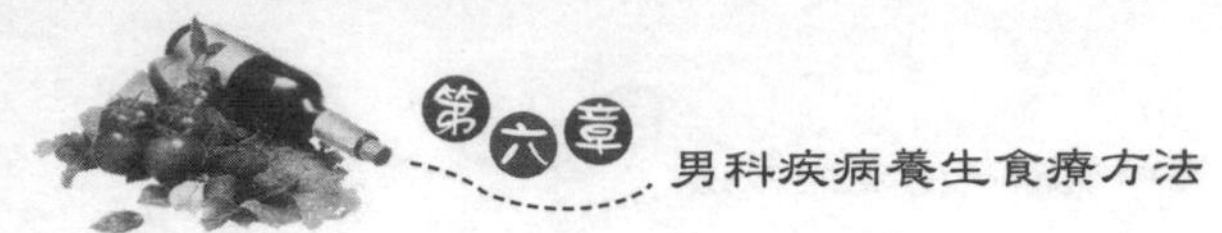

【方3】

材料：冰糖60～100克，金櫻子15克。

食服方法：將上料一同加清水兩碗熬煮成一碗。去渣飲糖水。

功效：防治遺精。

【方4】

材料：蓮子60～90克，豬肚250克，味精。

食服方法：蓮子和洗淨、切塊的豬肚加適量水煲湯，以食鹽調味佐膳。

功效：防治腎虛遺精。

【方5】

材料：杜仲50克，豬肚250克。

食服方法：杜仲洗淨、切片，豬肚洗淨、切成小塊，加水適量煲湯，食鹽調味食用。

功效：防治腎虛遺精。

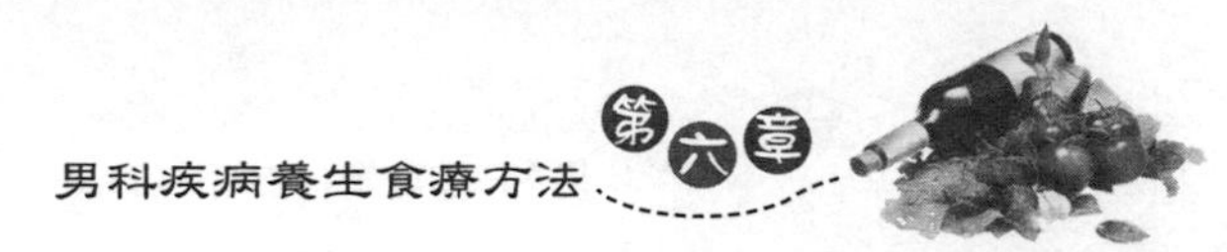

【方6】

材料：核桃仁10克，五味子5克，蜂蜜適量，豬腰2只，豬油少許。

食服方法：臨睡前加水燉服核桃仁、五味子、蜂蜜；或核桃仁30克，豬腰切片，同置砂鍋中炒熱，每晚睡前趁熱服，連服三天。

功效：防治腎虛遺精。

【方7】

材料：白果15克，芡實、金櫻子各12克。

食服方法：白果剁碎，和芡實、金櫻子一起煎湯服用。

功效：防治腎虛遺精。

【方8】

材料：蓮子50克，芡實50克，豬瘦肉20克。

食服方法：將上料一同加水適量燉湯，食鹽少許調味佐膳。

功效：防治腎虛夢遺。

【方9】

材料：韭菜150克，鮮蝦250克。

食服方法：鮮蝦去殼，加韭菜炒熟佐膳。

功效：防治陽痿遺精。

2 陽痿的食療

陽痿是指在性生活中男子雖有性欲，但陰莖不能勃起，或能勃起但不堅硬，從而不能插入陰道進行性交的一種性功能障礙。陽痿可由器質性病變或精神心理因素造成。

一般認為，器質性病變引起的陽痿僅占百分之十至百分之十五，這種陽痿往往屬於原發性陽痿，表現為陰莖在任何時候都不能勃起。造成的原因很多，包括生殖系統疾病、全身性疾病、藥物因素、血管疾病等。

精神心理因素引起的陽痿，又稱為功能性陽痿，這是最常見的一種性功能障礙，占百分之八十五至百分之九十。這種陽痿屬於繼發性陽痿，病人經檢查並沒有引起性功能障礙的器質性疾病。

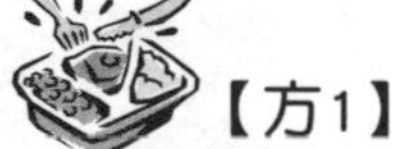

【方1】

材料：羊肉250克，大蔥、生薑、蝦米少許，山藥250克。

食服方法：羊肉去脂膜切薄片，山藥切成丁，共煮燒羹，加入大蔥、生薑，蝦米，待肉熟後食用。

功效：溫腎健脾。適用於腎陽不足型陽痿。

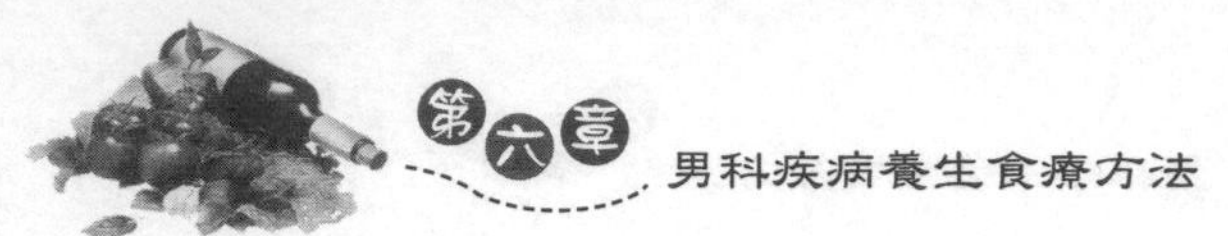

【方2】

材料：韭菜100克，羊肝120克。

食服方法：將韭菜去雜質洗淨，切一公分左右長段；羊肝切片，與韭菜一起炒熟，當菜食用，每日1次。

功效：溫腎固精。適用於男子陽痿、遺精等症。

【方3】

材料：海參30克，黃魚1條。

食服方法：海參發好，黃魚去內雜洗淨切片，同炒，加酒、薑、鹽調味服用。

功效：補脾腎，填精壯陽。海參補腎益精，黃魚益氣填精。二者合用，適用於腎陽不足型陽痿。

【方4】

材料：韭菜、栗子各50克，粳米60克。

食服方法：將韭菜洗淨切段；栗子去皮切碎；粳米淘洗乾淨，備用。鍋內加水適量，放入栗子、粳米煮粥，將熟時加入韭菜段，再煮數沸即成。每日1劑。

功效：溫腎壯陽，固精強腰。適用於腎陽不足型陽痿、早洩等。

【方5】

材料：枸杞子20～40克，牛鞭1具，生薑250克，紹興酒500克。

食服方法：牛鞭洗淨，剖開，去其尿管，切小塊，用紹興酒文火煨煮至爛，再放入生薑、枸杞子隔水燉熟，食肉飲汁。

功效：溫腎壯陽，益精興陽。適用於陽痿伴腰酸腿軟，頭昏耳鳴等。

【方6】

材料：佛手50克，梔子30克。

食服方法：佛手洗淨切成片，梔子洗淨同置鍋中，加清水500毫升，急火煮開三分鐘，改文火煮三十分鐘，濾渣取汁，分次飲用。

功效：疏肝解鬱。調暢氣機。適用於肝鬱不舒型陽痿。

【方7】

材料：玫瑰花20克，粳米50克。

食服方法：玫瑰花洗淨，置鍋中。加清水500毫升，水煮沸10分鐘，濾渣取汁；加粳米，大火煮開3分鐘，改文火煮三十分鐘，成粥，趁熱食用。

功效：疏肝理氣。適用於肝鬱不舒型陽痿。

【方8】

材料：白糖20克，芹菜50克。

食服方法：芹菜洗淨，切成小段，開水煮沸2分鐘，撈起，切成細末，白糖涼拌後食用。

功效：清熱利濕。適用於濕熱下注型陽痿，伴口乾。小便短赤，陰部潮濕者。

【方9】

材料：薏苡仁30克，綠豆30克，紅豆30克。

食服方法：薏苡仁、綠豆、紅豆分別洗淨，置鍋中，加清水1000毫升，大火煮開五分鐘，改文火煮三十分鐘，分次食用。

功效：清熱利濕。適用於濕熱下注型陽痿，伴口乾口苦，小便短赤，陰部濕癢者。

【方10】

材料：人參9克，茶葉3克。

食服方法：上兩味加水500毫升煎湯。每日1劑，溫服。

功效：壯陽補元，強腎益氣。適用於陽痿不舉，或舉而不堅、男性性功能障礙。

3 早洩的食療

早洩是指性交時間極短，甚至性交前即泄精的病症，也是一種男子常見的性功能障礙。早洩可與遺精、陽痿並見，也可單獨出現。

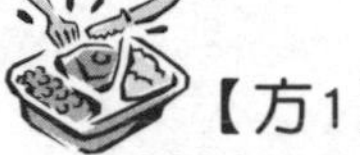

【方1】

材料：枸杞子20克，南棗8枚，雞蛋2只。

食服方法：將上三味洗淨，共置鍋內，加水同煮，雞蛋熟後去殼再入鍋煮15～20分鐘即成。每日1劑。

功效：滋陰補腎，益氣養心。適用於早洩。

【方2】

材料：蓮子肉20克，山藥20克，扁豆20克，芡實20兩。

食服方法：蓮子肉、扁豆、芡實分別洗淨；山藥洗淨，切成片。同置鍋中，加清水700毫升，大火煮開5分鐘，改文火煮30分鐘，分次食用。

功效：補心益脾。適用於心脾兩虛型早洩，伴心悸，失眠多夢而色不華者。

【方3】

材料：芡實粉30克，核桃仁15克，大棗7枚。

食服方法：入芡實粉水，稍煮片刻後即可加糖食用。

功效：補腎健脾，固澀精氣。適用於早洩。

【方4】

材料：羊肉200克。

食服方法：將羊肉洗淨，切小塊，開水浸泡1小時，去浮沫置鍋中，加清水500毫升，加黃酒、蔥、薑、食鹽、味精等，急火煮開3分鐘，改文火煮30分鐘，分次食用。

功效：補中益氣。適用於心脾兩虛型早洩。

【方5】

材料：薺菜50克，粳米50克。

食服方法：薺菜洗淨，切細，置鍋中，加清水500毫升；加粳米，大火煮開3分鐘，改文火煮30分鐘，成粥，趁熱食用。

功效：清熱利濕。適用於肝經濕熱型早洩，伴口苦脅痛，小便黃赤者。

【方6】

材料：五味子10克，冰糖適量。

食服方法：五味子用開水燙一下後取出，再用開水沖沏，燜泡5分鐘，加入冰糖即可。代茶飲用。

功效：澀精止遺。適用於早洩、遺精等。

【方7】

材料：苦瓜300克。牛肉250克，生薑3片，蔥花適量。

食服方法：將苦瓜剖開去籽，洗淨切塊，放鹽略漬片刻。鍋中放油熱鍋後，放入薑末爆香，下苦瓜翻炒，加清水適量煮沸；牛肉切片，用少許太白粉拌勻，待苦瓜煮軟後，下牛肉片，煮至熟調味，撒上蔥花即成。

功效：清肝泄熱。適用於肝經濕熱下注、擾動精關之早洩。

 慢性前列腺炎的食療

慢性前列腺炎是青壯年男子的常見病，發病率約占百分之四十左右。常見慢性前列腺炎的症狀有尿道灼熱、下腹部和會陰部痠脹疼痛、尿頻、尿急、腰痠腿軟、乏力、失眠、健忘、遺精、陽痿及早洩等。有半數以上的慢性前列腺炎患者便後有白色黏液從尿道溢出，內褲常有汙跡等，可引起育齡男子的不育症。

【方1】

材料：烏雞一隻、栗子100克、海馬一隻，鹽、薑少許。

食服方法：將烏雞洗淨切塊，與栗子、海馬及鹽、薑同放鍋內，加水適量蒸熟。分2～3次吃完。

功效：補益脾腎。適用於前列腺炎。

【方2】

材料：爵床草100克（乾品50克），紅棗30克。

食服方法：將爵床草洗淨切碎，同紅棗30克一起加水1000毫升，熬至400克左右。每日兩次分服，飲藥汁吃棗。

功效：利水解毒，適用於前列腺炎。

【方3】

材料：黨參24克，黃耆30克，茯苓、王不留行各12克，蓮子20克，車前15克，肉桂6克，白果、甘草各9克，茱萸5克。

食服方法：將以上各藥洗淨，水煎，去渣取汁。

功效：益氣健脾，溫補腎陽。適用於前列腺肥大。症見排尿困難、或尿瀦留、神疲懶言、氣短不續、小便清白。此方由諸藥配伍，共奏補中益氣，升清降濁，活血祛瘀，溫腎利水之功效。

5 前列腺增生症的食療

前列腺肥大症也稱前列腺增生症，多見於老年男性。由於前列腺肥大壓迫膀胱頸部造成梗阻，引起尿瀦留，繼而發生感染和結石，造成排尿困難。

【方1】

材料：銀耳12克，雞清湯1500克，鹽、料酒、胡椒適量。

食服方法：把銀耳泡脹；將雞清湯倒入無油膩的鍋內，入鹽、料酒、胡椒燒開；然後放入泡脹的銀耳，上籠以旺火蒸，待銀耳發軟入味後，再取出加鹽調味。每日飲湯兩次，7日為一療程。

功效：防治前列腺肥大。

【方2】

材料：雞1隻，熟地黃30克，知母20克，牛膝20克，黃柏15克。

食服方法：雞1隻去內臟，將熟地黃、知母、牛膝、黃柏用紗布包好放入雞腹內，燉熟，調味服用。

功效：防治腎陰虧損型前列腺肥大（尿頻、想小便而無尿，或淋漓不暢、咽乾、心煩、手足心熱）。

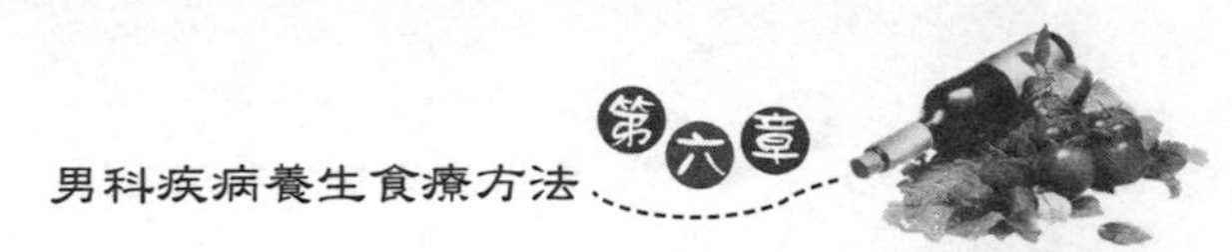

【方3】

材料：蛤蜊肉150～250克，坤草500克，牛膝30克。

食服方法：蛤蜊肉和坤草嫩苗洗淨切碎，加牛膝煎湯，調味服用。

功效：防治腎陰虧損型前列腺肥大。

【方4】

材料：豬肚，巴戟肉30克，胡桃仁20克。

食服方法：豬膀胱洗淨，將巴戟肉、胡桃仁納入豬肚內，隔水蒸熟，調味服用。

功效：腎氣不足型前列腺肥大，適用於小便頻數，排尿無力等症狀。

【方5】

材料：豬腰1個，杜仲、蓯蓉各30克，蔥、食鹽少許。

食服方法：豬腰洗淨、切塊，加水及杜仲、蓯蓉煲湯，以食鹽少許調味，吃豬腰飲湯。

功效：防治腎氣不足型前列腺肥大。

【方6】

材料：鴨1隻，黨參30克，黃耆20克，升麻15克，柴胡15克。

食服方法：鴨洗淨；將黨參、黃耆、升麻、柴胡共搗碎，用布包好，納入鴨腹內，煮熟調味。空腹服，飲湯吃鴨肉。

功效：主治中氣上陷型前列腺肥大。

【方7】

材料：鯉魚或鯽魚1條，黃耆60克。

食服方法：鯉魚或鯽魚1條，和黃耆加水適量煲湯，食鹽調味，飲湯食肉。

功效：主治中氣上陷型前列腺肥大。

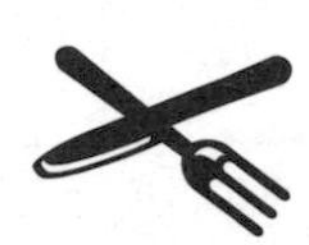

第七章 婦科疾病養生食療方法

婦科疾病是女性的常見病、多發病，由於許多人對婦科疾病缺乏應有的認識，缺乏對身體的保健，加之各種不良生活習慣等，使生理健康每況愈下。甚至還導致一些女性疾病纏身，且久治不癒，給正常的生活、工作帶來極大的不便。而食療方法就是通過日常的飲食，幫助女性朋友們改善自身的身體條件，抵禦疾病的入侵。

1 月經不順的食療

月經不順是婦女的常見病症，指的是月經的週期、經期、經量、經色、經質異常者。月經不順包括的範圍很廣，常見的有月經先期、月經後期、月經先後期、月經先後無定期，經期延長，以及月經過多、月經過少等。月經週期提前七天以上，即少於廿一天，甚至十餘日一行者，稱為月經先期。月經延後七天以上，即超過三十五天，甚或四五十日一行者，稱為月經後期。月經或者提前或者延後七天以上者，稱為先後無定期。經期超過七天，甚至淋漓半月方淨者，稱為經期延長。經量過多，超過八十毫升者，稱為月經過多。經量少於三十毫升或經期縮短不到兩天者，稱為月經過少。以上六種情況，統稱為月經不順。

【方1】

材料：豬瘦肉250克，黑木耳30克，紅棗6個。

食服方法：黑木耳用清水浸發，剪去蒂，洗淨；豬瘦肉洗淨，切塊；紅棗去核，洗淨。把全部用料放入鍋內，加清水適量，旺火煮沸後，改文火煲2小時，調味即可食用。

功效：養血止血。適用於血虛之月經不順，症見眩暈，月經量多色淡，漏下不絕，形體虛弱，面色蒼白，食欲減退；也適用於缺鐵性貧血、產後貧血、痔瘡出血等。

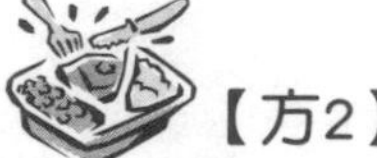【方2】

材料：豆豉500克，羊肉100克，生薑15克，食鹽適量。

食服方法：前三味共置砂鍋中煮至熟爛，加鹽調味。每次月經前一周開始服，連服一周。

功效：溫經散寒，養血調經。主治月經不順，屬血寒型，月經後期，量少色暗，小腹冷痛墜脹，舌苔白。

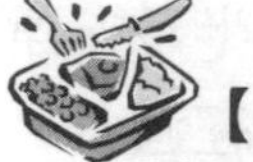【方3】

材料：烏骨雞1隻，茯苓9克，紅棗10枚。

食服方法：將雞洗乾淨，把茯苓、紅棗放入雞腹內，用線縫合，放入砂鍋內煮熟爛，去藥渣，食雞肉飲湯。每日1劑，分兩次服完，月經前服，連服3劑。

功效：補氣益血調經。主治月經不順，屬氣虛型，月經超前，量多色淡，質稀，小腹隱痛，神疲乏力。舌淡，脈細緩。

【方4】

材料：羊肉250克，當歸30克，生薑10克。

食服方法：將羊肉切塊，與當歸、生薑放在砂鍋內，加水適量，用文火燉至爛熟。加入調味料，去渣取汁服食。

功效：溫中散寒，養血調經。

【方5】

材料：烏骨雞肉500克，當歸、黃耆30克。

食服方法：將雞洗淨，切塊；當歸、黃耆洗淨；把全部用料放入鍋內，加清水適量，旺火煮沸後，文火煮兩小時，調味即可。隨量飲用。

功效：調補氣血，補腎調經。適用於月經不順屬氣血兩虛、腎精不足者。症見月經後期，經量不多，色稀薄而色淡，面色蒼白，神疲氣短，心跳健忘，失眠多夢，頭暈腰痛，舌淡紅苔薄白。

【方6】

材料：牛肉250克，當歸20克，黨參30克，紅棗6個。

食服方法：牛肉選鮮嫩者洗淨，切塊；當歸、黨參、紅棗（去核）洗淨。把全部用料放入鍋內，清水適量，旺火煮沸後，改文火煲1～2小時，調味供用。

功效：補血調經，補氣健脾。適用於氣血虛弱之月經病。症見月經不順，經行量少，小腹疼痛，或經閉不行，體倦乏力，食欲減少，頭暈眼花，心悸失眠；也適用於血虛頭暈、眼花、心悸等。

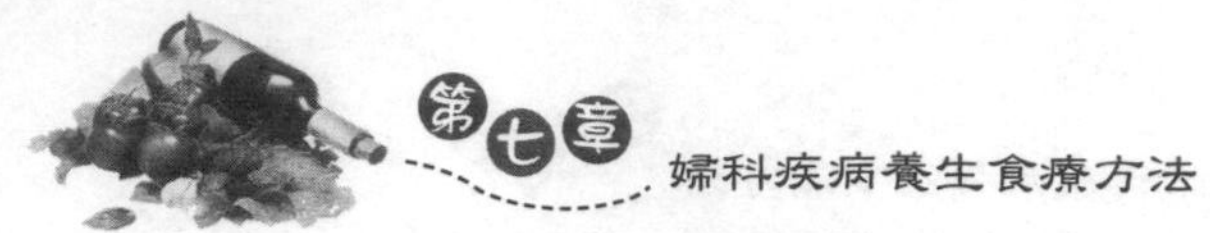

閉經的食療

閉經分原發性閉經（即女性已長大成人，但無月經來潮）和繼發性閉經（即女性月經來潮建立週期以後，月經停止三個月以上，一般是由垂體—卵巢—子宮之間的內分泌代謝過程失調引起的）。閉經的一般原因有全身性的疾病，如慢性疾病、貧血、營養不良、內分泌失調等；也有局部的疾病，如先天性生殖器發育不全（無孔處女膜、陰道閉鎖，子宮和卵巢缺損）、子宮結核、腫瘤、萎縮、受潮濕以及過度疲勞、重大精神創傷等。

【方1】

材料：墨魚30克，茜草20克，星宿草15克。

食服方法：將上料一同加水煎熬。每日服一劑。

功效：防治閉經。

【方2】

材料：核桃仁10克，墨魚200克。

食服方法：墨魚洗淨、切片，和核桃仁加適量水同煮湯食用。

功效：防治血滯閉經。

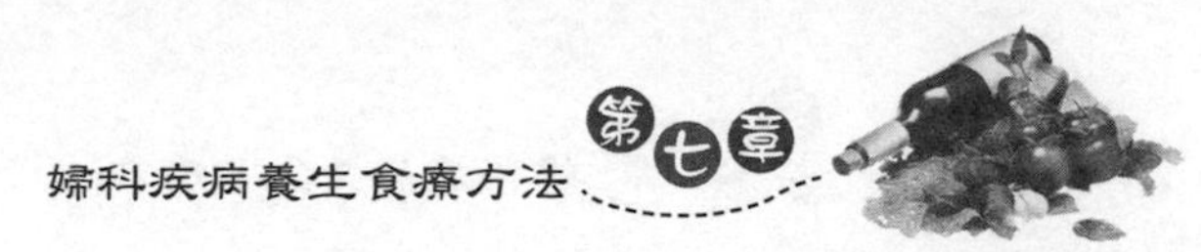

【方3】

材料：紅糯米50克，小紅豆20克，生山楂10克，薏苡仁20克，紅棗50枚。

食服方法：將上料一同煮粥。服時加紅糖少許，每日早晚各服1次。

功效：防治脾虛痰盛性閉經（多見於青春期）。

【方4】

材料：糯米100克，白糖10克，山楂片50克。

食服方法：糯米100克熬粥，粥成加入白糖10克，山楂片50克，再稍煮即可食用。

功效：防治閉經。

【方5】

材料：核桃仁10克，蓮藕250克。

食服方法：將上料一同洗淨、切塊，加清水適量煮湯，食鹽少許調味食用。

功效：防治閉經。

【方6】

材料：生薑絲30～50克，烏賊250克。

食服方法：烏賊去骨、洗淨、切片，和生薑絲同炒佐膳。

功效：防治血庭閉經。

【方7】

材料：香菇500克，核桃仁200克，料酒、白糖、澱粉各適量。

食服方法：取核桃仁200克上鍋蒸熟，將雞湯250克，精鹽、料酒、白糖各適量下鍋煮沸，然後加入熟核桃仁和鮮香菇500克共煮熟，用太白粉勾芡即可食用。

功效：適用於閉經、痛經、瘀血腫痛等症狀。

痛經的食療

女子在經期或經行前後出現下腹疼痛、腰酸或者腰脅部酸痛、下腹墜脹，甚則可出現劇烈疼痛，並可伴有噁心、嘔吐、腹瀉、頭暈、冷汗淋漓、手足厥冷，影響日常工作、學習和健康者，稱其為痛經。

本病以年輕婦女多見。痙攣性疼痛常在陰道流血發生前數小時出現，在行經第一天疼痛達高峰，持續時間從數小時至2～3天。疼痛程度也多變異。痛經一般分為原發性痛經和繼發性痛經兩類。

原發性痛經指生殖器無器質性病變，因經血流通不暢致子宮痙攣性收縮而引發痛經，又稱功能性痛經。繼發性痛經指因生殖器官器質性病變引起的痛經，如子宮內膜異位症、急慢性盆腔炎、生殖器腫瘤等。原發性痛經婦科檢查無異常發現。

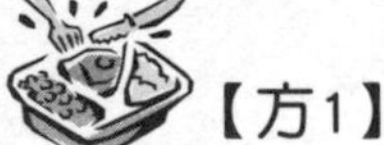

【方1】

材料：山楂50克，葵花籽仁50克，紅糖100克。

食服方法：將山楂洗淨，加入葵花籽仁放入鍋內，加水適量，用文火燉煮，將成時，加入紅糖，再稍煮即成湯。

功效：此湯健脾胃，補中益氣，行經前2～3日服用，可減輕經前、經後痛經。適用於氣血兩虛型痛經。

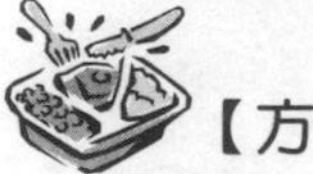

【方2】

材料：生薑24克，大棗30克，花椒9克。

食服方法：將生薑、大棗洗淨，薑切薄片，同花椒一起置鍋內加適量水，以文火煎成1碗湯汁即成。熱服。每日兩次。

功效：溫中止痛。適用於寒性痛經。

【方3】

材料：乾薑、大棗、紅糖各30克。

食服方法：將大棗去核洗淨，乾薑洗淨切片，加紅糖同煎湯服。每日兩次，溫熱服。

功效：補脾胃，溫中益氣。適用於寒濕凝滯型、氣血虛型痛經。

【方4】

材料：艾葉20克，紅糖15克。

食服方法：將上2味加水同煎，代茶飲用。

功效：溫經脈，祛寒濕。適用於寒濕凝滯痛經。多因寒濕傷及沖任胞宮、寒凝氣血，以致下腹冷痛或絞痛、得熱痛減、經血色暗、夾有血塊、月經澀滯不暢等症。

【方5】

材料：瘦豬肉60克，益母草60克，蔥花、薑片、八角、茴香各5克，豆油、紅糖、料酒各適量。

食服方法：將豬肉洗淨，切成2釐米見方塊；益母草及八角、茴香裝入紗布袋內成藥包。炒鍋上火，放入豆油10克，燒熱後投入蔥花、薑片，炒香，再投入豬肉塊，翻炒至水氣散出時，加入清水1000毫升，放入鹽、紅糖、料酒及藥袋，燒至湯開後，改用文火，再煮90分鐘即成。

功效：此湯菜補氣行氣、調經止痛，可輔治氣滯血鬱型痛經。

【方6】

材料：當歸10克，粳米50克，紅糖適量。

食服方法：先將當歸煎汁去渣，然後加入粳米、紅糖共煮成粥。經前3～5天開始服用。每日1～2次，溫熱服。

功效：行氣養血，活血止痛。適用於氣血虛弱型痛經、經血量少，色淡質稀。

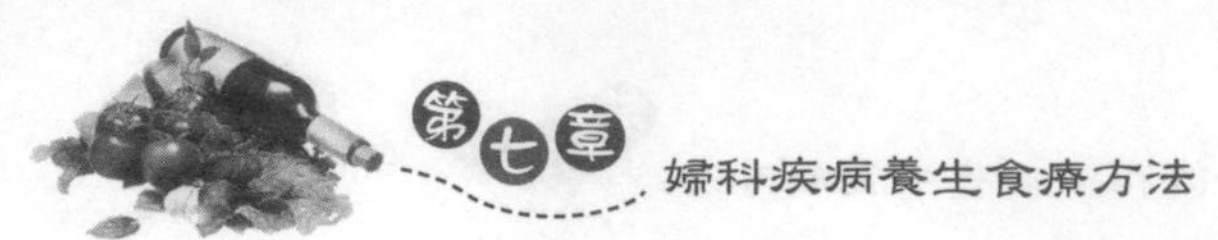

4 帶下病的食療

婦女陰道分泌物增多，其色質、氣味異常，伴有全身或局部症狀者，稱帶下病。臨床表現為婦女陰道分泌物明顯增多，黏稠淡黃無味，終月不斷，黏而色赤黃有臭氣，或如膿樣，可伴見腰痠膝軟，神疲乏力，或陰部灼熱，頭昏目眩，五心煩熱，或口苦胸悶，陰癢，尿黃，或煩躁易怒，發熱口乾，小腹作痛，大便乾結等。

【方1】

材料：冬瓜1000克，蘑菇800克，火腿500克，番茄100克，鹽、胡椒粉、味精、老薑、蔥頭、香油、高湯各適量。

食服方法：老薑切片，蔥頭切成短節，番茄去皮、去子，火腿切丁，蘑菇切片，冬瓜去皮和瓤子切小方塊。鍋內放油，燒至七成熟時，加入冬瓜微炸一下撈出，瀝乾油，鍋內再入油、火腿丁、蔥、薑，一起煸出香味再烹料酒，摻入高湯。湯燒沸後，再下冬瓜、蘑菇、鹽、胡椒粉一起燒燜，燒至冬瓜入味，淋入少許香油起鍋即成。本品可代餐飲，宜常食。

功效：健脾，利濕，止帶而不傷陰。適用於帶下色白或淡黃，面色萎黃或蒼白無華，神疲心悸，少眠等。

【方2】

材料：白菜根莖1個，綠豆芽30克。

食服方法：將白菜根莖洗淨切片，綠豆芽洗淨，一同放入鍋內，加水適量。將鍋置旺火上燒沸，後用文火煮熬15分鐘，濾去渣，稍晾冷，裝入罐中即成。當茶飲用。

功效：清熱解毒。適用於帶下量多，腹痛，煩熱口乾，頭昏便秘，小便黃，舌紅苔乾，脈數紊亂等症。

【方3】

材料：山藥200克，薏苡仁250克，荸薺粉50克，紅棗50克，糯米1000克，白糖500克。

食服方法：將山藥、薏苡仁、紅棗等洗淨備用。薏苡仁下鍋，加清水適量，置火上煮至薏苡仁開花時，再將糯米、紅棗洗淨下鍋，煮至米爛。將山藥打成粉，待米爛時邊攪邊撒入鍋內，隔兩分鐘後，再將荸薺粉撒入鍋內，攪勻後停火。將粥連藥一道裝入碗內，加入白糖即成。本品可作主食，常吃健脾除濕，益腎止帶。

功效：帶下清稀量多，色白或淡黃，或稠黏無臭味，伴面色發白或萎黃，四肢不溫，腰脊痠軟，神疲困倦等。

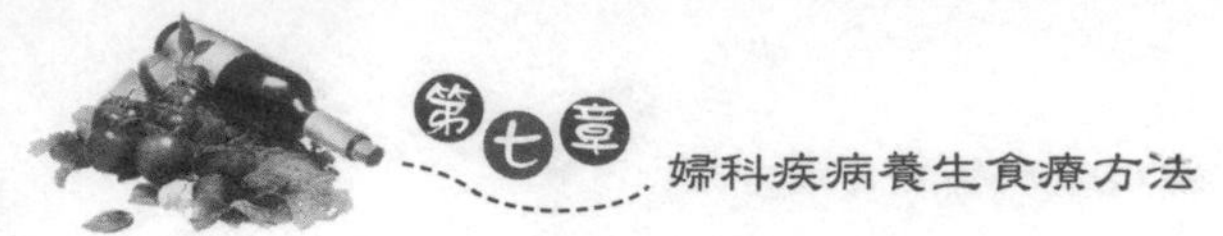

【方4】

材料：人參3克，核桃肉3個。

食服方法：將人參切片，每個核桃肉掰成兩塊，放入鍋內，加水適量。將鍋置旺火上燒沸，後用文火熬煮1小時即成。隨時飲用。

功效：補氣益腎。適用於帶下清稀，量多，終月淋漓不斷，腰痠如折，神疲乏力，小便清長頻多等。

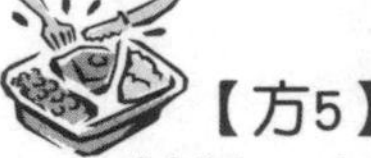

【方5】

材料：山藥500克。

食服方法：將山藥洗淨泥沙，切成小塊，用乾淨紗布包好，取汁液。每日兩次，每次20～30毫升。

功效：補脾，固腎，益精。適用於帶下量多，終日淋漓不盡，腰痠如折，神疲乏力，健忘眼花等。

【方6】

材料：鮮枸杞子500克。

食服方法：將枸杞洗淨，用乾淨紗布包好，取汁液，每日兩次，每次10～20毫升。

功效：補腎益肝，生津止渴。適用於帶下量多，清稀，質薄，終日淋漓不盡，腰痠如折，神疲乏力，健忘眼花等。

【方7】

材料：蝦400克，米酒250克，菜油、鹽、蔥、薑各適量。

食服方法：將蝦洗淨去殼，放入米酒中浸泡40分鐘。將油放入熱鍋內燒沸，放入蔥丁爆香，將蝦倒入鍋內，放鹽、薑，連續翻炒至熟即成。每日1次，分4次服用。

功效：溫陽通絡，除濕止帶。適用於帶下清冷而稀，量多，終日淋漓不斷，腰痠如折，小腹不溫，頭暈眼花，小便清長等。

【方8】

材料：絲瓜1段，白糖少許。

食服方法：將絲瓜洗淨，放入鍋內，加水適量。將鍋置旺火上燒沸，後用文火煮15分鐘，稍晾冷，濾去渣，加入白糖，拌勻裝入罐中即成。當茶飲用。

功效：清熱解毒而不傷陰。帶下量多，腹痛，煩熱口乾，頭昏便秘，小便黃，舌紅苔乾等症。

【方9】

材料：韭菜250克，蝦仁400克，油、鹽、蔥、薑、紹興酒適量。

食服方法：將韭菜洗淨，切段，蔥切段，薑切末。將鍋燒熱，倒入油燒沸，入蔥爆香，倒入蝦仁和韭菜，再入薑末、紹興酒，連續翻炒至熟即成。本品可代餐飲，常食。

功效：溫腎助陽。適用於帶下清冷而稀，量多，終日淋漓不斷，腰痠如折，小腹不溫，頭暈眼花，小便清長等。

【方10】

材料：淡菜15克，韭菜15克，黃酒適量。

食服方法：用黃酒把淡菜洗過，並同韭菜（洗淨切段）一起煮熟。喝汁吃菜，每日1次，常食。

功效：補腎助陰。適用於帶下清冷而稀，量多，終日淋漓不斷，腰痠如折，小腹不溫，頭昏眼花，小便清長等。

【方11】

材料：大棗250克，龍眼肉250克，蜂蜜250克，鮮薑汁適量。

食服方法：大棗去核洗淨，龍眼肉洗淨，放入鍋內，加水適量，置火上煎煮至七成熟時，加入薑汁、蜂蜜煮沸，調勻，待冷後裝瓶備用。宜常食。

功效：養血氣，補心脾。適用於久病帶下質清稀，無臭味，伴心悸怔忡，失眠健忘，多夢，頭昏，面白無華。

【方12】

材料：芡實粉30克，核桃肉15克，紅棗7枚。

食服方法：將核桃肉打碎，紅棗去核。將芡實粉用涼開水打成糊狀，放入滾開水中攪拌，再入核桃肉、紅棗肉，煮熟成粥，加糖食用。本品可作主食，常食。

功效：健脾止帶。適用於帶下清稀量多，色白或淡黃，或稠黏無臭味，綿綿不斷，伴面色發白或萎黃，四肢不溫，腰脊酸軟，神疲困倦等。

 崩漏的食療

崩漏是指經血排時暴下不止，或淋漓不盡，前者稱崩中，後者稱漏下，統稱崩漏。它是婦科常見病，也是疑難重症。臨床主要表現為月經期和月經量發生嚴重紊亂，月經不按週期而妄行；出血或量多如注，或淋漓不斷，甚至屢月未有盡時。

本病發生原因較多，如控制月經週期的激素發生紊亂，及子宮肌瘤、盆腔感染或子宮內膜異位等疾病以及子宮內放置避孕器裝置不當等均能引起此病的發生。

【方1】

材料：烏賊75克，雞肉200克，大棗10枚。

食服方法：將烏賊剝開洗淨切成丁；雞肉洗淨切成塊；大棗去核，加清水適量同燉至魚肉爛熟，食鹽、味精等調服，每日1劑。

功效：補益氣血，收斂止血。適用於脾虛型功血，經血非時而至、崩中繼而淋漓、血色淡而質薄、氣短神疲、面色蒼白，或面浮肢腫、手足不溫，或飲食不佳。

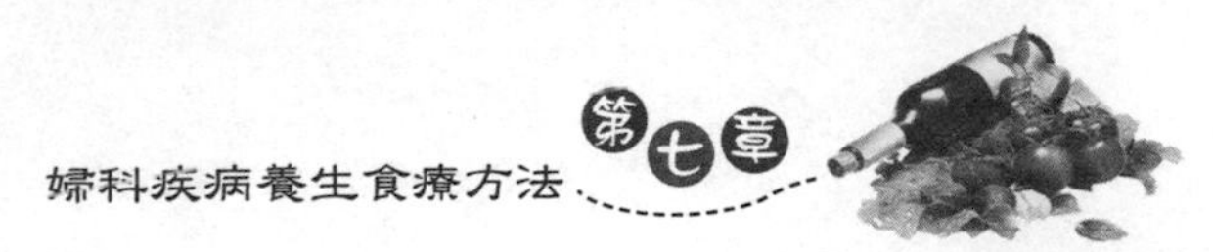

【方2】

材料：生地、當歸各30克，羊肉250克，鹽適量。

食服方法：將羊肉洗淨，切塊，與生地、當歸同放入鍋中，加適量水，置火上燉至肉熟後，加鹽調味即可。飲湯，食肉。

功效：理血補虛。適用於經血過多、功能性子宮出血。

【方3】

材料：豬皮1000克，黃酒250毫升，紅糖250克。

食服方法：將豬皮切片，加水適量，燉至稠黏狀，加黃酒、紅糖調勻，停火，冷藏備用。每次20毫升，日3次。

功效：養血滋陰止血。適用於陰虛血熱引起之月經過多、崩漏及各種出血症。

【方4】

材料：田七10克，雞肉200克。

食服方法：田七（打碎），與雞肉一起加水適量，隔水蒸燉1小時，加鹽少許，即可飲湯食肉。

功效：活血化瘀，止血止崩。

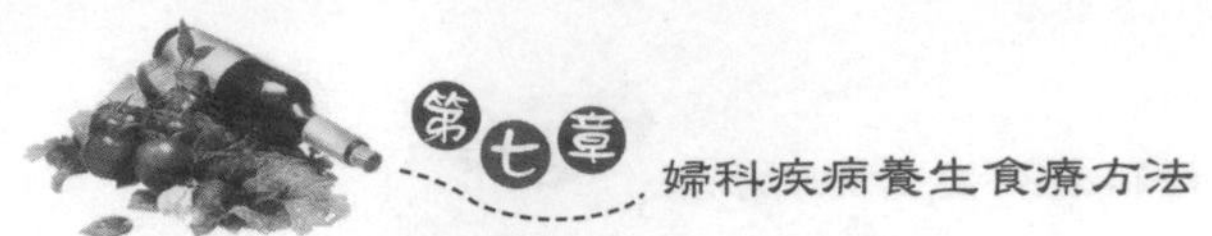

【方5】

材料：雲南白藥3克，白酒適量。

食服方法：雲南白藥沖酒適量頓服，日1次，連服3天。

功效：雲南白藥甘苦、微溫，有活血祛瘀，止痛止血之功，加用米酒，取其走竄之功，帶其藥，增其效。

【方6】

材料：黑木耳30克，紅棗30枚。

食服方法：將木耳、紅棗放入鍋內，加水適量，文火煎燉30分鐘，即可服用。日1～2次，連服7天。

功效：涼血止血。主治血淋崩漏。

【方7】

材料：核桃仁15克，白米75克，蜂蜜適量。

食服方法：將核桃仁搗碎，加水浸泡，研汁去渣，加白米煮粥，待熟時調入蜂蜜，再煮一兩分鐘至沸即成，每日1劑。

功效：活血祛瘀，通經止崩。適用於氣滯血瘀之崩漏。

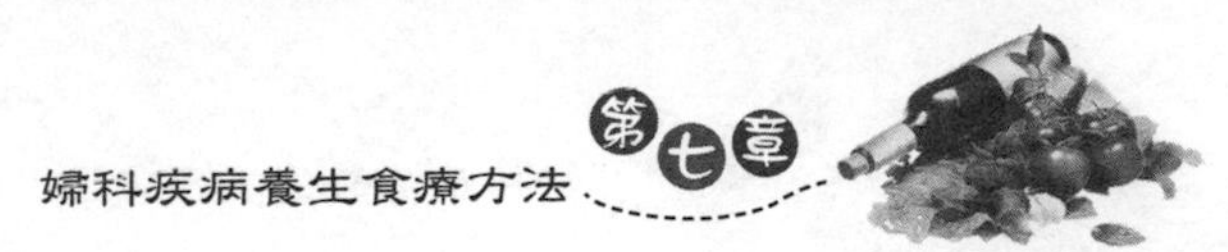

6 子宮出血的食療

子宮出血多屬功能性出血，一般發生在青春期和更年期。產後、流產後都可發生。

【方1】

材料：蓮子肉、淮山藥、薏苡仁各30克，紅棗10枚，粳米60克。

食服方法：蓮子肉30克，淮山藥30克，薏苡仁30克，紅棗10枚，粳米60克共煮粥。每日服用3次。

功效：適用於子宮出血伴畏寒怕冷。

【方2】

材料：雞蛋2只，益母草30克。

食服方法：取雞蛋2個，益母草30克。先將益母草煎湯去渣，然後放入去殼的熟雞蛋再煮10分鐘。每日1次，連服7天。無效者，可繼續使用一療程。

功效：適用於功能性子宮出血。

【方3】

材料：鮮藕節25克，紅糖。

食服方法：鮮藕節25克搗爛，加紅糖一匙煎服，一日兩次。

功效：適用於子宮出血。

【方4】

材料：烏梅15克，紅糖。

食服方法：烏梅、紅糖適量加清水1800毫升左右煎水飲用。

功效：適用於功能性子宮出血。

【方5】

材料：藕節10枚，帶皮花生30克，紅棗10枚，紅糖適量。

食服方法：藕節10枚，帶皮花生30克，紅棗10枚，與少量紅糖共煎煮。食花生、紅棗，飲湯。

功效：適用於單純性子宮出血（青春期）。

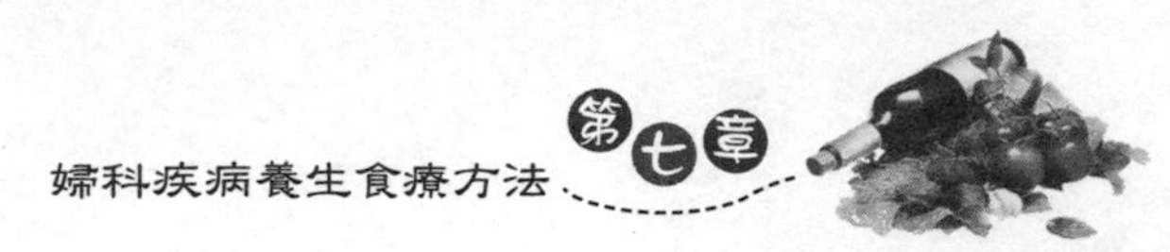

【方6】

材料：藕節，紅糖，紅棗，糯米。

食服方法：先將藕節洗淨曬乾，然後炒黃，研末，加紅糖少許。將糯米納入藕孔中，與紅棗10枚同煮，待藕爛米熟即可。每日早晚各食1次。

功效：適用於單純性子宮出血。

【方7】

材料：龍眼肉15～30克，大紅棗15克。

食服方法：以上各料加水燉服。

功效：適用於婦女月經過多，血崩。

7 子宮脫垂的食療

子宮脫垂是指子宮由正常位置沿陰道下降或脫出陰道口外的一種婦科常見病，常發生於勞動婦女，以產後為多見。本病患者自覺會陰處有下墜感，陰道內有腫物脫出，並伴有腰痛、尿頻或尿失禁等症狀。脫出物常因摩擦而逐漸發乾、變硬、增厚，或破潰而有膿性及血性液體滲出。本病多因身體素虛，分娩時用力太過，或產後沒有適當休息，過早參加體力勞動，特別是重體力勞動所致。中醫稱之為「陰挺」、「陰菌」、「陰脫」等。

【方1】

材料：母雞1隻，黃耆30克，鹽1.5克，紹興酒15克，蔥、生薑各10克，清湯500克，胡椒粉2克。

食服方法：雞洗淨後先入沸水汆燙，再入涼水沖洗瀝乾。黃耆洗後切成段，裝入雞腹腔內。蔥、生薑洗淨後切成段、片待用。將雞放入瓷碗內，加入蔥、薑、紹興酒、清湯、食鹽，用棉紙封口，上籠用旺火蒸至沸後約1.5～2小時。出籠加入胡椒粉調味，即可食用。酌量分次食用，連服4～6周。

功效：補氣升舉。

【方2】

材料：巴戟50克，豬大腸250～300克。

食服方法：將豬大腸以粗鹽擦洗乾淨後，把巴戟納入大腸內，加水適量，隔水燉至豬大腸熟爛。去巴戟，食腸。空腹食，每週兩次。

功效：調血，補腎，壯陽。適用於子宮脫垂症。

【方3】

材料：核桃仁30克，大棗10枚，韭菜50克，芡實20克，粳米100克，冰糖適量。

食服方法：按常法煮粥食用。每日1劑，兩次分服。

功效：補腎益氣，收斂固澀。宜腎虛型子宮脫垂。

【方4】

材料：荔枝500克，黃酒500毫升。

食服方法：將荔枝去殼，浸入黃酒內，密封貯存，每日搖盪1次，7日後即成。每日早晚各飲服30毫升。

功效：補脾益肝，理氣止痛。適用於氣虛型子宮脫垂。

【方5】

材料：制首烏20克，老母雞1隻，鹽少許。

食服方法：老母雞洗淨，將制首烏裝入雞腹內，加水適量煮至肉爛，飲湯吃肉。酌量分次食用，連服4～6周。

功效：補腎健脾，益氣提升。

8 急性乳腺炎的食療

該病幾乎都發生於產後哺乳的婦女中，是由細菌感染引起的，表現為患側乳腺疼痛、紅腫變硬有觸痛，以後形成膿腫，最後穿破流膿，也可流出乳汁。

【方1】

材料：鮮甜橙數顆，黃酒1～2湯匙。

食服方法：鮮甜橙去皮核，榨汁250毫升，沖入黃酒1～2湯匙飲用。

功效：適用於急性乳腺炎早期。

【方2】

材料：蔥白250克。

食服方法：蔥白切碎，用沸水沖後趁熱熏洗患處。1日3次，隔2～3天可再次使用。

功效：適用於急性乳腺炎。

【方3】

材料：甜酒釀1杯，菊花葉。

食服方法：甜酒釀1杯，適量菊花葉，搗爛取汁（約半酒杯）。沖汁入甜酒中，1次飲服。餘藥渣敷患處，每日3次，連續3天。

功效：適用於急性乳腺炎。

【方4】

材料：陳皮30克，甘草6克。

食服方法：陳皮30克與甘草6克煎水。日服兩次，連服2天。

功效：適用於急性乳腺炎。

【方5】

材料：菊花60克，甘草30克。

食服方法：菊花60克與甘草30克水煎服。1日1劑。

功效：適用於急性乳腺炎。

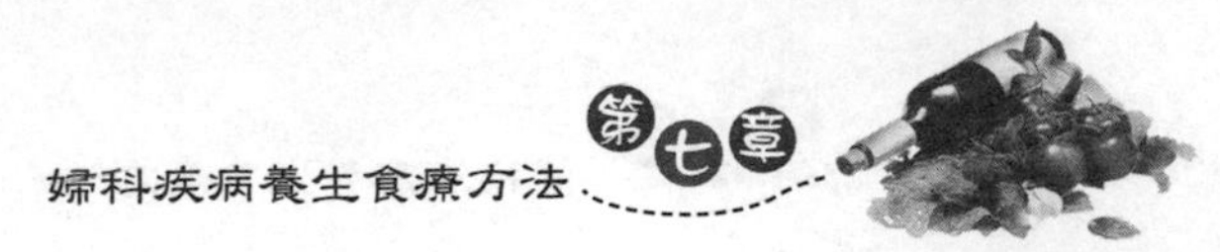

【方6】

材料：荸薺3～5枚。

食服方法：將荸薺搗汁塗擦患處。如果汁中加少許冰片，止痛效果更好。

功效：適用於乳頭裂痛。

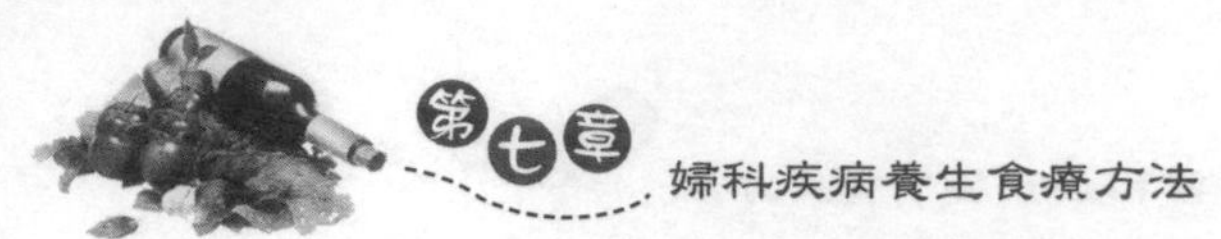

9 不孕症的食療

夫妻同居兩年以上，如配偶生殖功能及性生活正常，未避孕而不受孕者，稱為不孕症。女子從未受孕者，稱原發性不孕；曾有生育及流產後，2年以上再未受孕者，稱繼發性不孕。根據引起不孕原因的不同，可伴見月經失調、痛經、帶下異常、盆腔炎症及內分泌失調等症狀。

【方1】

材料：枸杞子12克，黨參18克，甘草2克，紫河車1/4個，豬瘦肉60克，生薑2片。

食服方法：將紫河車、豬肉分別洗淨，切成小塊。黨參、杞子、甘草、生薑洗淨，與紫河車、豬肉同放入鍋內，加清水6小碗，旺火煮沸，文火煮2小時，加入食鹽調味即成。

功效：大補氣血，滋腎益精。適用於血少精虧，氣血不調導致不孕者。症見婚後不孕，身體瘦弱，面色淡白，頭暈肢倦，腰膝酸軟，性欲低下，月經初潮較晚，月經稀少，經色淡紅甚或閉經。

【方2】

材料：鹿茸10克，烏雞肉250克，調料適量。

食服方法：烏雞肉洗淨，切成小塊，連同鹿茸放入燉盅內，加冷水一碗半，蓋好盅蓋，旺火煮沸，文火燉3小時，加入調料調味即成。

功效：補腎益精。適用於腎虛精衰，子宮虛冷不孕症。

【方3】

材料：熟附子、山藥、當歸各10克，羊肉100克，薑、蔥、鹽各適量。

食服方法：將羊肉洗淨，切小塊，加入熟附子、山藥、當歸一同煲湯，肉熟後加薑、蔥、鹽調味即可。吃肉，喝湯。於月經前服食，每日1劑，連服5～7日。

功效：適用於腎虛型不孕症。症見月經量少、經期延長、經色暗而質清、腰膝痠軟、下腹冷墜、白帶清稀。

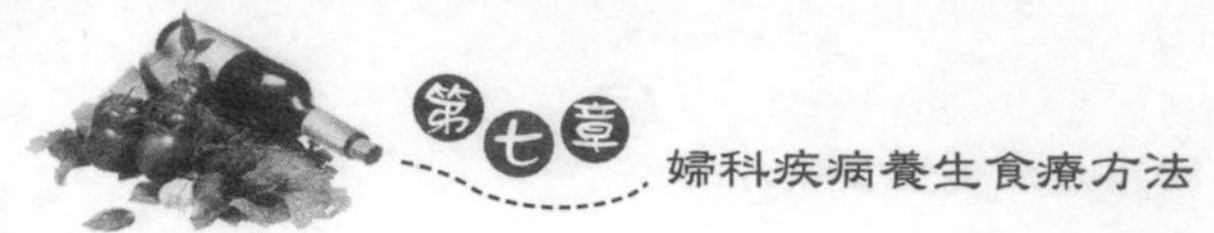

【方4】

材料：青蝦250克，韭菜100克。

食服方法：上二味共炒調味食用。每日1劑。

功效：溫腎養血，調補沖任。主治不孕症，屬腎陽虛者，婚久不孕，月經後期，腰痠腿軟，性欲淡漠，舌淡苔白，脈沉細或沉遲。

【方5】

材料：山楂肉10克，肉桂6克，紅糖30克。

食服方法：前2味洗淨，加水適量，煮數沸後入紅糖30克，再煮數沸。服用時去渣，喝湯，每日1劑，分兩次服用。

功效：活血散瘀。適用於血瘀型不孕症，症見婚久不孕，月經後期，量少色黯，有血塊，或有痛經，舌質紫黯，脈細澀。

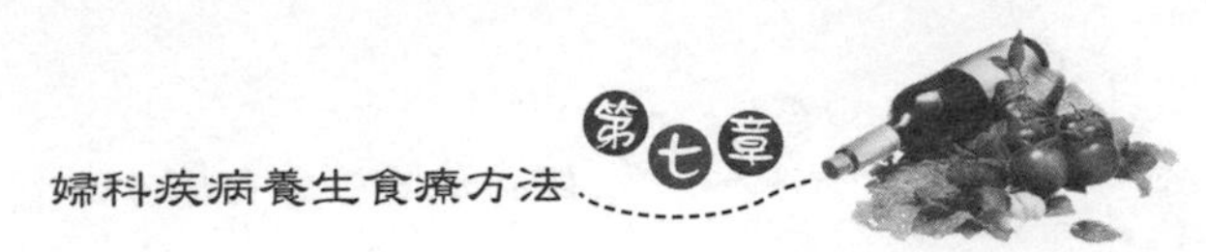

 10 流產的食療

生育年齡的婦女，確診妊娠後排除其他原因引起的陰道流血，就要考慮流產。先兆流產有閉經史和早孕反應，並伴有輕度腹痛與腰酸、陰道少量出血。其血呈鮮紅色、粉紅色或棕褐色，可持續數小時以至數天。自然流產持續發生三次以上為習慣性流產。每次流產往往發生在同一個妊娠月份，以後與其他流產相同。

【方1】

材料：苜蓿子3克，雞蛋2只。

食服方法：苜蓿子3克搗爛煎湯，濾渣留汁，然後把雞蛋2只打入汁內。趁熱吃蛋飲湯。

功效：適用於先兆流產。

【方2】

材料：杜仲50克，豬肚250克。

食服方法：杜仲50克，豬肚250克洗淨，切塊，加水適量煲湯，用食鹽調味。飲湯食豬肚。

功效：補腎健脾、強筋壯骨、安胎。適用於習慣性流產。

 11 妊娠水腫的食療

妊娠後肢體面目發生腫脹者，稱為妊娠水腫，是孕婦的一種常見病，一般發生在妊娠六個月之後。本病的臨床特點是浮腫，先從下肢開始，逐漸蔓延，伴尿量減少，體重增加，嚴重者可因「妊娠中毒症」而危及母子生命。如水腫僅發生在踝關節以下，而並無其他不適症狀，則屬正常生理現象，不需治療即可自行消失。

【方1】

材料：大蒜30克，花生60克，紅棗10枚。

食服方法：花生洗淨後去衣；紅棗洗淨去核。將大蒜洗淨後切成薄片，放入油鍋裏煸炒幾下，倒入花生、紅棗，加水1000毫升一起煮，待花生爛熟後，即可食之。每天1劑，分2～3次服用，7天為1療程。

功效：益氣和胃，健脾消腫。適用於輕、中度妊娠水腫。

【方2】

材料：生薑、黨參、白芍、當歸各15克，鯉魚1條（約500克），白術、茯苓各30克，大腹皮10克。

食服方法：將魚去內臟洗淨，其餘藥方用布包好，同放鍋內，加水1000毫升，文火燉至爛熟，去藥渣，用蔥、蒜、無鹽醬油調味。食魚肉喝湯。分兩次早晚服，連服3～4劑。

功效：健脾利水，調氣導滯。適用於中度妊娠水腫。

【方3】

材料：黑豆適量，鯉魚1尾。

食服方法：鯉魚洗淨，去內臟，與黑豆同煮湯食用。

功效：健脾利水，消腫安胎。鯉魚熟食利水作用較強，凡水濕內盛、水腫脹滿、小便不利者，食之有效；黑豆甘平，利水，消腫，清熱解毒。適用於脾虛兼有濕熱的妊娠水腫。

【方4】

材料：茯苓粉30克，粳米30克，紅棗（去核）7個。

食服方法：先煮米幾沸，後放入紅棗，至將成粥時再加入茯苓粉，用筷攪勻成粥，或可加糖少許，晨起做早餐食之，或不拘時食用。

功效：補脾和胃壯筋骨。茯苓甘淡，益脾除濕；大棗甘溫，養脾和胃；粳米甘平。本粥適用於因脾虛濕盛而引起的妊娠水腫。

【方5】

材料：大蒜25克，牛肉250克，小紅豆200克，花生仁150克，乾辣椒3根。

食服方法：先將牛肉洗淨，切塊，與其餘藥材放入鍋內，加水適量，煲至牛肉極爛。空腹溫服。分兩次服完。連服3～5天。

功效：溫補脾腎，通陽利水。適用於重度妊娠水腫。

【方6】

材料：紅豆200克，鯉魚400克，大蒜1頭，陳皮10克。

食服方法：魚洗淨；大蒜剝皮，加入陳皮、紅豆和水共煮熟。吃魚飲湯，每日3次。

功效：健脾祛濕，利水消腫。適用於輕度妊娠水腫。

【方7】

材料：鯉魚1條（約500克），蘿蔔120克。

食服方法：將鯉魚洗淨去鱗及內臟，蘿蔔洗淨切塊，加佐料及清水適量煮熟，取汁代茶飲，吃蘿蔔和魚。日服1劑，連服10～20天。

功效：行氣利水安胎。鯉魚味甘性平，熟食利水作用較強，既安胎又治妊娠水腫；蘿蔔味辛甘性涼，有下氣化痰、化積寬中之功。用於氣滯濕阻之妊娠水腫最為適宜。

 妊娠嘔吐的食療

妊娠嘔吐多發生在受孕後6～12周之間，是妊娠早期徵象之一。本症患者輕者出現食欲不振、擇食、晨起噁心以及輕度嘔吐等症狀，一般在3～4周後即自行消失，不需要特殊治療。但如果妊娠反應嚴重，呈持續性嘔吐，甚至不能進食、進水，並伴有頭暈乏力，惡聞食味，上腹飽脹不適或喜食酸鹹之物等，即為本症。妊娠嘔吐多見於精神過度緊張，神經系統功能紊亂的年輕初孕婦。

【方1】

材料：鮮牛奶200毫升，生薑汁10毫升，白糖20克。

食服方法：將鮮牛奶、生薑汁、白糖混勻，煮沸後即可。溫熱服，每日兩次。

功效：益胃，降逆，止嘔。適用於妊娠嘔吐不能進食者。

【方2】

材料：荸薺100克，生薑25克，白糖適量。

食服方法：將荸薺洗淨，去皮切片，生薑洗淨切片，共置鍋內，加水煎湯，調入白糖飲服。每日1劑。

功效：清熱和胃。降逆止嘔。適用於肝熱氣逆型妊娠嘔吐。

【方3】

材料：鮮山藥100克，生薑絲5克，瘦肉50克。

食服方法：將山藥切片與肉片一起炒至將熟，然後加入薑絲，熟後即可服食。

功效：健脾和胃，溫中止嘔。山藥健脾補氣，瘦肉大補氣血，生薑溫中止嘔。

【方4】

材料：雞蛋1個，白糖30克，米醋60克。

食服方法：先將米醋煮沸，加入白糖使其溶解，打入雞蛋，待蛋半熟即成。每日兩次。

功效：健胃消食，滋陰補虛。適用於妊娠嘔吐或肝胃不和者。

【方5】

材料：甘蔗汁100毫升，生薑汁100毫升。

食服方法：將甘蔗汁、生薑汁混合，隔水燙溫。每次服30毫升，每日3次。

功效：清熱和胃，潤燥生津，降逆止嘔。適用妊娠胃虛嘔吐者。

【方6】

材料：烏梅肉、生薑各10克，紅糖適量。

食服方法：將烏梅肉、生薑、紅糖加水2000毫升煎湯。每服100毫升，每日兩次。

功效：和胃止嘔，生津止渴。適用肝胃不和造成的妊娠嘔吐。

【方7】

材料：黃耆15克，鮮蘆筍150克，瘦豬肉100克。

食服方法：將以上三味放入鍋中，加水適量煎至肉熟，拌入佐料即可。食肉飲湯。

功效：養陰清熱，益氣和中，除煩止嘔。黃耆甘溫，補中益氣；蘆筍甘淡性寒，清熱生津，養陰除煩；瘦肉補氣血健脾胃。

【方8】

材料：紫蘇葉5克，川連2克，羊肉250克。

食服方法：紫蘇葉、川連煎湯去渣，再以藥湯文火燉羊肉，待肉爛熟後，以湯泡素餅食用。

功效：抑肝和胃，預防嘔吐。

13 妊娠貧血的食療

妊娠貧血是妊娠期的常見病。主要表現為面色無華、唇甲色淡、頭暈目眩、心悸氣短、腰痠腿軟等。若不及時治療可引起胎漏、胎動不安，甚至小產。臨床辨症可分為血虛症、氣虛症、陰虛症和陽虛症四種類型。

【方1】

材料：鴨血，食鹽適量，黃酒20毫升。

食服方法：將鴨血加清水、食鹽適量，隔水蒸熟，入黃酒稍蒸片刻，飯後服。每日1次，連服5次為1療程。

功效：鴨血甘成微寒，功能補血解毒；黃酒甘辛性溫，宣引藥勢，調和氣血，除腥調味。共成補血活血之品。

【方2】

材料：黑木耳15克，紅棗15個，冰糖適量。

食服方法：將黑木耳、紅棗溫水泡發洗淨，放入小碗，加水和冰糖適量，隔水蒸1小時，吃木耳、紅棗（帶皮）。每日兩次。

功效：補氣養血。黑木耳甘平，具有補氣益志、補血作用；紅棗益氣補中；冰糖生津益脾。此羹對血虛的貧血有良好的補益作用。

【方3】

材料：桂圓15～30克，蓮子15～30克，紅棗5～10枚，糯米20～60克，白糖適量。

食服方法：先將蓮子去皮心，紅棗去核，再與桂圓、糯米同煮，做粥如常法。食時加糖，可作早餐用。

功效：桂圓、蓮子皆為補脾養心之品；棗肉、糯米又具有健脾之功。此粥具益心寧神、養心扶中的功能。治療妊娠貧血氣虛症。

【方4】

材料：枸杞子100克，瘦豬肉500克，熟青筍100克，鹽12克，白糖6克，紹興酒3克，麻油15克，醬油10克。

食服方法：將豬瘦肉片去筋膜，切絲；青筍亦切細絲。將炒鍋燒熱，用油滑鍋，將肉絲、筍絲同時下鍋拌炒，烹入料酒，下入白糖、醬油、食鹽、高湯攪勻，投入枸杞子，翻炒幾下，淋入麻油攪勻，起鍋即成。

功效：滋陰補血。

【方5】

材料：羊肉150克，粳米100克，食鹽、生薑少許。

食服方法：將羊肉切成薄片，與粳米一同煮粥。再放入食鹽、生薑即可。

功效：補氣血，暖脾胃。羊肉溫補脾腎；粳米健脾益胃；生薑溫中散寒。治療形寒肢冷、腰背痠痛等陽虛貧血有效。

14 產後腹痛的食療

產後腹痛是由於產婦子宮壁張力差，分娩時損傷肌纖維，影響子宮收縮，子宮腔內留有血塊或部分胎盤、胎膜等，導致子宮發生陣發性強烈收縮所引起的。

【方1】

材料：黃鱔，米酒。

食服方法：用黃鱔煮米酒食用。

功效：主治產後腹中冷痛。

【方2】

材料：羊肉500克，當歸250克，黃耆400克，生薑300克。

食服方法：取羊肉500克，當歸250克，黃耆400克，生薑300克。將上料一同煎汁去渣。分4次飲服。

功效：主治產後腹中冷痛。

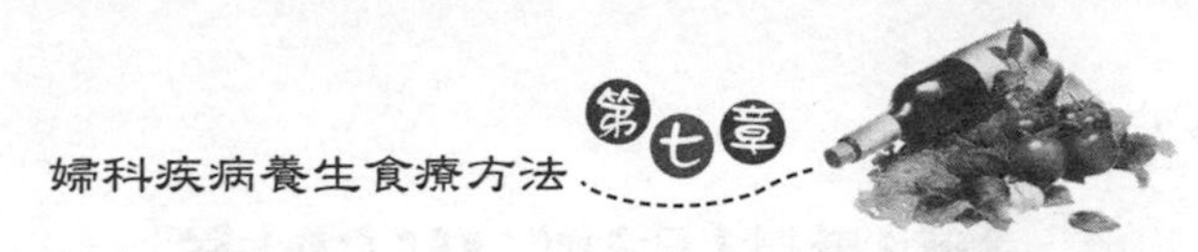

【方3】

材料：母雞1隻，黃耆、山藥、黨參、大棗各30克。

食服方法：雞洗淨，將黃耆、山藥、黨參，大棗各30克裝入雞腹內，隔水蒸熟，分2天吃完。

功效：主治產後腹痛。

【方4】

材料：芹菜60克，紅糖30克，黃酒。

食服方法：芹菜60克水煎，後加紅糖30克，黃酒少許調味，空腹飲服。

功效：主治產後腹痛。

【方5】

材料：紅糖20克，桂皮10克。

食服方法：紅糖20克與桂皮10克水煎服。

功效：主治產後腹痛。

輕輕鬆鬆吃出健康

作者：劉景義
出版者：風雲時代出版股份有限公司
出版所：風雲時代出版股份有限公司
地址：105台北市民生東路五段178號7樓之3
風雲書網：http://www.eastbooks.com.tw
官方部落格：http://eastbooks.pixnet.net/blog
Facebook：http://www.facebook.com/h7560949
信箱：h7560949@ms15.hinet.net
郵撥帳號：12043291
服務專線：(02)27560949
傳真專線：(02)27653799
執行主編：朱墨菲
美術編輯：風雲編輯小組
法律顧問：永然法律事務所 李永然律師
北辰著作權事務所 蕭雄淋律師
版權授權：馬峰
初版日期：2012年12月
ISBN ：978-986-146-851-8

總 經 銷：成信文化事業股份有限公司
地　　址：新北市新店區中正路四維巷二弄2號4樓
電　　話：(02)2219-2080

行政院新聞局局版台業字第3595號 營利事業統一編號22759935

特價：220元

國家圖書館出版品預行編目資料

輕輕鬆鬆吃出健康 ／ 劉景義編著. -- 初版. --
臺北市：風雲時代，2012.11 -- 面；公分

ISBN 978-986-146-851-8（平裝）

1.食療　2.養生

413.98　101000858

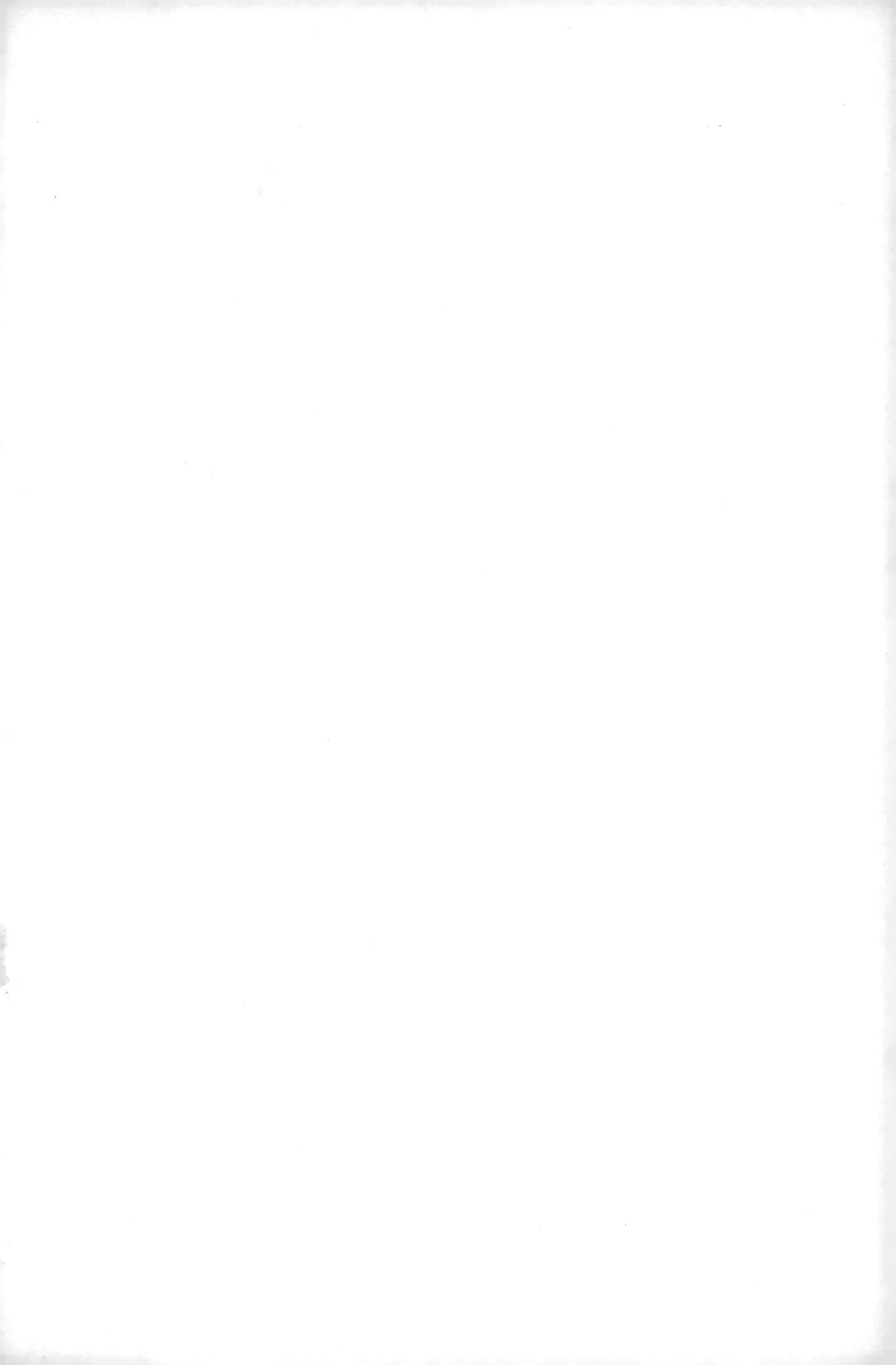